Ana González

Anquilosis dental

Ana González

Anquilosis dental

¿Está todo "Exodonciado"?

Editorial Académica Española

Imprint
Any brand names and product names mentioned in this book are subject to trademark, brand or patent protection and are trademarks or registered trademarks of their respective holders. The use of brand names, product names, common names, trade names, product descriptions etc. even without a particular marking in this work is in no way to be construed to mean that such names may be regarded as unrestricted in respect of trademark and brand protection legislation and could thus be used by anyone.

Cover image: www.ingimage.com

Publisher:
Editorial Académica Española
is a trademark of
International Book Market Service Ltd., member of OmniScriptum Publishing Group
17 Meldrum Street, Beau Bassin 71504, Mauritius
Printed at: see last page
ISBN: 978-620-0-40795-5

CAPITULO 1. ANQUILOSIS DENTAL: ¿ESTÁ TODO “EXODONCIADO”?

Autora: González González A.

Coautores: Moreno Andrés MP, López Pérez L, Martín Martín M.

RESUMEN

La anquilosis es un proceso dental que ocurre con mayor prevalencia en la población infantil y, con más frecuencia, en dentición decidua que en permanente. Su etiología no está completamente establecida según la literatura, aunque en su diagnóstico sí hay mayor acuerdo, ya que se realiza en mayor parte de manera clínica observando las consecuencias de dicha fusión de cemento y hueso alveolar. A pesar de esto, para confirmar la patología hará falta apoyo radiológico ya que las secuelas clínicas como la infraoclusión, la erupción tardía, la desviación de la trayectoria eruptiva o la impactación del germen del diente definitivo no son siempre tan evidentes.

La actualización de las opciones terapéuticas existentes para el tratamiento de la anquilosis dental busca más soluciones terapéuticas que la extracción temprana o tardía de estas piezas, que es la línea actual más seguida.

La mayoría de los autores coinciden en que la exodoncia del diente anquilosado es la opción más eficaz en el sector posterior, donde la prevalencia de anquilosis es mayor. Bien es cierto que dependiendo del diente afectado, edad del niño y, en caso de ser temporal, la posición radiográfica del germen definitivo, existen otras líneas de tratamiento como son la decoronación, el tratamiento mediante ortodoncia, el uso de ultrasonidos o la exodoncia modificada por ser practicada con cirugía piezoeléctrica. Dichas técnicas alternativas poseen distintas ventajas que hacen que estén más indicadas que el tratamiento estándar en determinadas situaciones no tan excepcionales como son la afección de dientes anteriores o la agenesia de la pieza definitiva.

En la práctica odontológica es común la exodoncia de dientes anquilosados para solucionar sus consecuencias clínicas pero existen otras técnicas que, en algunos casos, son más beneficiosas para la función oral del niño.

INTRODUCCIÓN

La anquilosis dentoalveolar se produce cuando el cemento y/o la dentina de la raíz de un diente queda unida por fusión anatómica al hueso alveolar. Se debe a una reabsorción radicular o a una pérdida de continuidad del ligamento periodontal por una alteración en el mismo que han provocado que se forme hueso de sustitución. Este proceso puede ocurrir antes, durante la erupción dental o después, cuando el diente ya ha establecido contacto con el antagonista.

La anquilosis puede aparecer tanto en dientes definitivos como en temporales. Es común la creencia entre la población de que los dientes temporales no deben ser tratados pero, como ya se sabe, además de cumplir funciones estéticas, masticatorias y fonatorias, son imprescindibles como guía eruptiva de los gérmenes de dientes permanentes.
Ante la anquilosis de un diente infantil, el tratamiento que primero se plantea un profesional es la exodoncia [1] pero, ¿estaría bien indicada para todos los casos?, ¿existirían alternativas a esta pérdida dental prematura intencionada?.

Prevalencia de la anquilosis dental

La prevalencia de esta alteración ronda el 5% según varios autores. Es diez veces más común en los dientes deciduos que en los definitivos y también la mandíbula se ve el doble de afectada que el maxilar. En varios estudios consta la predilección de la hemiarcada izquierda mientras que en otros predomina el lado derecho, por lo que no se han encontrado evidencias científicas sólidas. Los segundos molares temporales inferiores suelen ser los dientes más afectados. En otros estudios se define el primer molar inferior como el más prevalente si está ligado a la ausencia del definitivo por agenesia y hay coincidencia en que cualquiera de estos dos últimos van seguidos de los caninos maxilares, siendo raro el caso de otras piezas. La anquilosis se asocia más al género masculino, aunque en muchos estudios no hay distinción entre sexos. Se produce en la mayoría de casos entre los 6 y 8 años, encontrándose el pico a la edad de 8 años, en la primera fase de dentición mixta (entre los 6 y 11 años). La prevalencia de sufrir una anquilosis disminuye con la edad dentro de esta fase, sin embargo la gravedad es directamente proporcional. Esto quiere decir que en un niño más pequeño la gravedad de la anquilosis sería leve, mientras que en un niño más mayor, a pesar de haber menos casos, estos serían más graves. [2,3]

Etiología de la anquilosis

La etiología de este trastorno dental de la erupción no está completamente establecida. En muchos de los estudios se concluye que la anquilosis es consecuencia de la alteración de la erupción fisiológica de un diente. Los mecanismos relacionados con esta interrupción del proceso normal eruptivo pueden ser clasificados en sistémicos y locales:

- Sistémicos
  - Alteración del metabolismo a nivel sistémico
    Trastornos endocrinos relacionados con la tiroides y las paratiroides: hipotiroidismo, hipoparatiroidismo y pseudoparatiroidismo
  - Trastornos del crecimiento por hipopituarismo
  - Déficit nutricional de vitamina D
  - Intoxicación por metales
  - Afectaciones sistémicas, como anemia o fallo renal
  - Herencia
  - Alteraciones genéticas en los genes del proceso eruptivo
  - Irradiación con rayos X
  - Medicación usada en quimioterapia (fenitoína)

- Locales
  - Alteración de la erupción del permanente
  - Agenesia del permanente
  - Alteraciones del ligamento periodontal
  - Bruxismo o fuerza excesiva al masticar
  - Infección local
  - Agresión química o térmica
  - Traumatismo en el diente o en el hueso
  - Luxaciones del ligamento periodontal
  - Presión por la lengua
  - Taurodontismo del permanente
  - Erupción ectópica del permanente
  - Aplasia del permanente
  - Susceptibilidad de padecer caries y enfermedad periodontal [4]

De toda esta lista, cabe destacar algunas causas específicas, más prevalentes en niños:

Los traumatismos tienen una alta prevalencia en la infancia y afectan tanto a dentición temporal como a permanente. La anquilosis se asocia a dicha causa cuando el golpe provoca la destrucción o daño del ligamento periodontal. Esta condición la reúnen las luxaciones, ya sean intrusivas, extrusivas o laterales, y las avulsiones. Las luxaciones que presentan mayor prevalencia de anquilosis son las intrusivas de dientes maduros, es decir con el ápice cerrado. Su tratamiento es la reposición quirúrgica u ortodóncica, pero a veces no se produce la revascularización y conlleva necrosis y anquilosis.

Otro tipo de anquilosis dental se asocia a la avulsión. Según la bibliografía, el tratamiento de la avulsión en dientes deciduos, desaconseja el reimplante de estos. Bien es cierto que la pérdida dental prematura puede ocasionar problemas psicológicos para los niños y también para los padres, ya que afectan a la estética pero también a la fonética. Para que la autoestima del niño no se vea afectada, algunos autores defienden que la dentición temporal puede ser reimplantada si la pieza posee el ápice cerrado. Se basan en que no hay riesgo de causar daños a los gérmenes definitivos si estos se encuentran poco formados y con buena separación ósea del alveolo. El reimplante por tanto se podría valorar como opción terapéutica tanto en dientes deciduos maduros como en dientes permanentes jóvenes, con posibilidad de revascularización.

El éxito del reimplante se asocia al tiempo que permanece avulsionado y al medio de conservación. Si el implante fracasa puede provocarse una anquilosis. Este acontecimiento se asocia a raíces con reabsorción fisiológica, coronas con cambios de coloración, movilidad ósea por fractura alveolar o reacción periapical. En la mayoría de casos el reimplante conlleva unas consecuencias más graves que la ausencia del diente temporalmente. [5]

Las avulsiones se pueden asociar también al síndrome del niño maltratado. El odontólogo debe conocer los indicadores básicos del maltrato, ya que un diagnóstico temprano favorece el descubrimiento y, por tanto, la interrupción del abuso físico. Además de hematomas y cicatrices extraorales, en la cavidad oral los traumatismos en el hueso pueden desencadenar una reacción del mismo que acabe por reabsorber el ligamento periodontal y por tanto acabar en anquilosis dental a pesar de no haber lesión dental aparente. Estas anquilosis se pueden detectar en dientes temporales si hay retraso de la erupción del permanente. [6]

La erupción tardía se da más en los dientes permanentes, bien es cierto que en la dentición caduca también hay un porcentaje de pacientes afectados. Si en los dientes definitivos se produce en el 75% de los casos en alguna pieza, en los deciduos, este porcentaje se ve reducido a menos del 25%. Los dientes temporales más afectados son los primeros molares y lo suelen hacer de manera bilateral, lo que provoca que los definitivos puedan impactarse, en este caso serán los premolares. Cabe destacar que en la mayoría de los casos hay historia familiar de fallo eruptivo en dentición primaria. La erupción tardía se asocia a alteraciones en la raíz, anomalías de posición o ausencias de los definitivos que provocan el retraso eruptivo e incluso la anquilosis. [7]

Diagnóstico de la anquilosis

El diagnóstico se hace en mayor parte de manera clínica. El diente anquilosado muestra infraoclusión sin motivo aparente. Si se continúa con la exploración clínica, el diente no muestra movimiento alguno a la palpación -incluso en casos de reabsorción radicular avanzada- y con la percusión se escucha un sonido firme, mate, sólido o metálico según el autor que lo describa.

Debido a la subjetividad del diagnóstico clínico, en la mayoría de ocasiones se recurre a la toma de radiografías periapicales del diente (Imagen 1). El diagnostico es certero si se observa la reabsorción radicular y esto se acompaña de la citada inmovilidad clínica. Además, se pueden ver áreas de discontinuidad del ligamento periodontal.

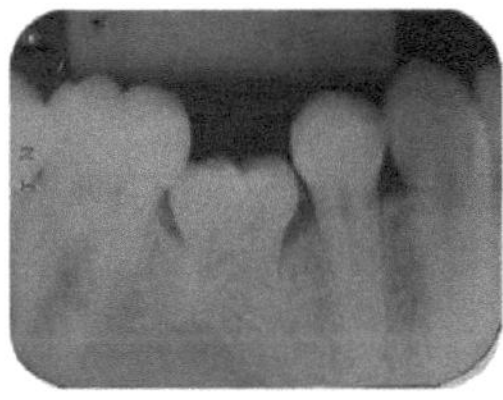

Imagen 1. Radiografía periapical para diagnóstico [4]

También se debe hacer referencia al diagnóstico radiológico e histológico. En la radiografía se observará la obliteración del espacio del ligamento periodontal, además la raíz perderá radioopacidad por pasar a ser la densidad del cemento más similar a la del hueso. Este último hallazgo radiológico se relaciona con el diagnóstico histológico, ya que no se pierde el ligamento periodontal como tal, si no que este pasa a quedar fibrosado, provocando la fusión de cemento y hueso alveolar.

En el caso de la dentición caduca, al observar las células también destaca que no hay actividad de los fibroblastos, que fisiológicamente secretan mucopolisacáridos encargados de la reabsorción radicular para la exfoliación y con ella la erupción del diente permanente.

Cabe recordar que los métodos diagnósticos no son útiles por separado si no que deben combinarse para confirmar la patología [4].

Consecuencias clínicas

La principal consecuencia clínica de la anquilosis es la infraoclusión (Imagen 2), es decir, que la cara oclusal esté más apical que los dientes antagonistas, interrumpiendo la continuidad del plano oclusal [3]. Esta consecuencia, ya citada como método de diagnóstico clínico, conlleva la extrusión del diente del arco antagonista y maloclusiones que cursan con mordidas abiertas laterales por la interposición lingual en el hueco dejado. Ligada a la infraoclusión se encuentra la teoría de algunos autores de que se pierde hueso alveolar debido a que no recibe fuerzas funcionales.

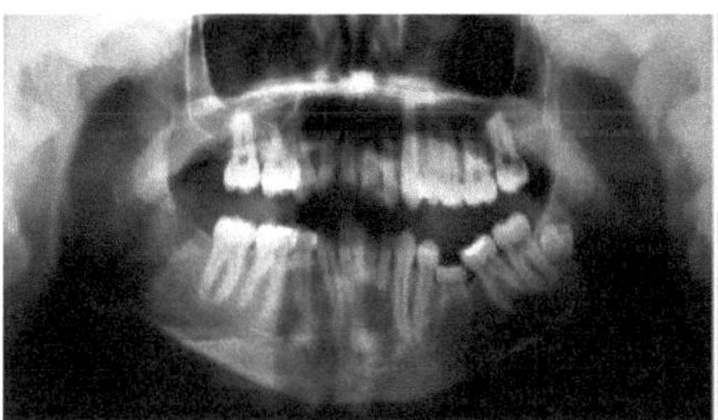
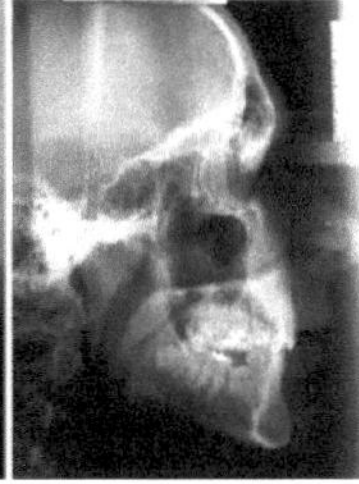

Imagen 2. Ejemplo de infraoclusión [4]

La anquilosis en piezas deciduas también puede ser causa de la erupción tardía de los dientes definitivos ya que simplemente puede tener como consecuencia el retraso en la exfoliación de la pieza afectada.

Otra consecuencia es la impactación del germen del definitivo. Esto conlleva que los demás dientes con erupción normal invadan el espacio que ocuparía el definitivo impactado de estar en boca.

El germen también puede sufrir una alteración de su trayectoria. Al cambiar su recorrido, el diente definitivo puede quedar rotado, erupcionar de manera ectópica o ser causa de alguna maloclusión que conlleve la desviación de la línea media.

Un diente anquilosado tiene mayor riesgo de sufrir caries por estar más tiempo del debido en boca, pero además aumenta este riesgo en los dientes adyacentes y antagonistas, ya que estos sufren modificaciones en el área de contacto por cambiar la ubicación fisiológica [4].

Justificación

La anquilosis es una patología más prevalente en dientes temporales que en definitivos. Es por esto que debería haber más soluciones terapéuticas que la extracción temprana o tardía de estas piezas, que es la línea actual más seguida. Este capitulo se centrará en la búsqueda de líneas de tratamiento y en la aplicación de estas sobre dientes temporales.

Objetivos

1. Realizar una actualización de las opciones terapéuticas existentes para el tratamiento de la anquilosis en dentición temporal.

2. Establecer una secuencia de actuación basada en las indicaciones y los momentos de actuación.

BÚSQUEDA BIBLIOGRÁFICA

Se ha realizado una revisión clásica de la bibliografía en la base de datos PubMed y Google Académico con la ecuación de búsqueda (((((("tooth, deciduous"[MeSH Terms] OR ("tooth"[All Fields] AND "deciduous"[All Fields])) OR "deciduous tooth"[All Fields]) OR ("milk"[All Fields] AND "tooth"[All Fields])) OR "milk tooth"[All Fields]) OR (((("tooth, deciduous"[MeSH Terms] OR ("tooth"[All Fields] AND "deciduous"[All Fields])) OR "deciduous tooth"[All Fields]) OR ("baby"[All Fields] AND "tooth"[All Fields])) OR "baby tooth"[All Fields])) AND ((((((("therapeutics"[MeSH Terms] OR "therapeutics"[All Fields]) OR "treatments"[All Fields]) OR "therapy"[MeSH Subheading]) OR "therapy"[All Fields]) OR "treatment"[All Fields]) OR "treatment s"[All Fields])) AND (((("ankylose"[All Fields] OR "ankylosed"[All Fields]) OR "ankylosis"[MeSH Terms]) OR "ankylosis"[All Fields]) OR "ankyloses"[All Fields])

Criterios de inclusión

Se incluyeron los trabajos que trataran la anquilosis de dientes deciduos o de primeros molares definitivos y aquellos estudios que describían casos en los que la anquilosis se producía por agenesia del definitivo.

Respecto al tipo de estudio se aceptaron revisiones sistemáticas, ensayos clínicos y casos clínicos.

Los idiomas debían ser español o inglés

La antigüedad máxima de los artículos podía ser de 10 años

Se incluyó el filtro “free full text” en todas los gestores de búsqueda.

Criterios de exclusión

No se contó con artículos en los que se describiera la anquilosis de dentición permanente, ni con trabajos que trataran anquilosis a otros niveles que no fueran el dental.

Se excluyeron varios artículos por sólo estar disponible el abstract.

Selección de los estudios y proceso de extracción de datos

Se han obtenido 15 artículos y una web que cumplieron con todos los requisitos. La información de dichos recursos ha sido empleada para la introducción y para la discusión.

Para la introducción se emplearon el recurso web y 6 de los artículos. El recurso web empleado fue la página oficial de la Sociedad Española de Odontología Infantil Integrada.

Para los resultados se utilizaron 9 artículos:

- 4 revisiones bibliográficas
- 2 trabajos de fin de grado
- 1 estudio retrospectivo
- 1 estudio experimental preliminar
- 1 caso clínico

Los resultados se recogieron en una tabla en la que se describió el autor, el titulo, el año de publicación y un resumen de las conclusiones que se daban. La finalidad de recoger las conclusiones fue establecer una serie de características descriptivas de cada tratamiento para tratar de conocer indicación, plan de tratamiento, opciones y aplicación

Autor(es)	**Título**	**Año**	**Conclusiones**
Alruwaithi M. et al.	Tooth Ankylosis And its Orthodontic Implication	2017	La anquilosis no se trata con ortodoncia usual, si no que se debe acompañar de otras técnicas como la extracción/luxación y reimplantación, la ostectomía o corticomía o la distracción ósea.
Cai Y. et al.	Flapless boning to increase space by piezosurgery	2018	Una alternativa a la exodoncia normal es cirugía piezoeléctrica. Sus ventajas son la mínima invasión que elimina menos hueso, daña menos tejidos blandos y previene la rotura radicular.
Cardozo M. et Hernández J.	Diagnóstico y manejo de la anquilosis dentoalveolar	2015	Cualquier tratamiento irá orientado a prevenir y controlar las consecuencias clínicas derivadas de la alteración dental. El tratamiento se decide en base al diagnóstico.
Kiyokawa T. et al.	A preliminary study of effects of low-intensity pulsed ultrasound (LIPUS) irradiation on dentoalveolar ankylosis	2017	El reimplante dental acompañado de ultrasonidos de baja intensidad es una línea de tratamiento preventivo de la anquilosis.

Lucero Núñez J.	Tratamiento de dientes deciduos en personas adultas	2018	Los dientes más prevalentes son los molares y caninos superiores por agenesia. También se produce si el germen del definitivo tiene una erupción tardía por problemas oclusales o funcionales. Las opciones de tratamiento pasan por mantener el diente y cuidar mucho la higiene, por exodonciar y colocar implantes o prótesis fija y por el tratamiento ortodóntico.
Malpartida Montes A.	Tratamientos ortodóncico-quirúrgicos para dientes anquilosados	2016	Las opciones quirúrgico-ortodónticas son la luxación seguida de tracción ortodóncica, que puede cursar con bastantes complicaciones y no obtener los resultados deseados. La osteotomía segmentaria y reposición, que es más rápida pero requiere espacio interdental y calidad y cantidad de tejidos periodontales. La distracción osteogénica, que induce la formación de tejido periodontal y hueso y la luxación seguida de distracción ósea, de la cual aún no hay suficiente bibliografía.
Mohadeb J. et al.	Effectiveness of decoronation technique in the treatment of ankylosis: A systematic review	2016	Tras la deconoración existe perdida ósea horizontal en la cresta ósea, pero conserva la altura vertical. Esta técnica no es muy útil en casos en los que se ha superado la etapa puberal. Es compatible con la colocación de restauraciones, implantes e injertos óseos. Según la bibliografía no constan complicaciones.
Padilla Miranda M. et al.	Técnica de decoronación frente al tratamiento de la anquilosis alveolo-dentaria. Actualización	2016	La deconoración solo se usa en dientes temporales si hay agenesia del definitivo. Los objetivos son la creación de hueso para un posterior implante. Puede haber reabsorción de la raíz y también se han descrito dificultades con la edad del paciente, ya que requiere cuidados como la colocación de prótesis o mantenedores de espacio.

Pithon M. et Bernardes L.	Treatment of ankylosis of the mandibular first molar with orthodontic traction immediately after surgical luxation	2011	En el caso de que la anquilosis se produzca en un diente cuya extracción suponga más perjuicio que beneficio, la opción más exitosa es la luxación seguida de ortodoncia, ya que conserva la vitalidad, y aunque se vuelva a reanquilosar o haya ligera pérdida ósea, el diente ocupa una posición adecuada para la oclusión y se han eliminado las consecuencias clínicas.

MANEJO DE LA ANQUILOSIS DE DIENTES TEMPORALES

El manejo de la anquilosis temporal se basa en corregir o tratar de minimizar las consecuencias clínicas de dicha anomalía.

La complicación que provoca más secuelas es la infraoclusión, ya que al no haber oclusión, afectará también al hueso maxilar o mandibular, perjudicando el desarrollo y crecimiento verticales. Es decir, el hueso disminuye en altura y se ven frenados los desplazamientos dentales. Esta ausencia de contacto oclusal promoverá la extrusión del diente antagonista, pero aun así, es común la mordida abierta local. La oclusión se verá más afectada por el retraso del recambio dentario, no sólo puede quedar bloqueado el trayecto de erupción del germen definitivo correspondiente al diente anquilosado, sino que también se puede ver alterado el trayecto de los dientes proximales.

La severidad de la anquilosis puede clasificarse según el nivel de infraoclusión, siendo *leve* si el diente se sitúa 2 mm por debajo del plano de oclusión, *moderada* si hay contacto proximal con los dientes adyacentes y *severa* si el diente se halla por debajo del contacto proximal o incluso si se encuentra subgingival o solo es visible mediante radiografía. En la mayoría de los casos la infraoclusión es leve.

Dependiendo de la severidad que muestre la infraoclusión se podrá clasificar también la gravedad de la anquilosis y, por tanto, se podrá decidir actuar con una opción terapéutica u otra.

Para evitar el mayor número de malos resultados de esta complicación es esencial elaborar un buen plan de tratamiento preventivo o intervencionista según el grado de avance tanto clínico como radiográfico.

La decisión de tratamiento suele ser la exodoncia del diente lo más tempranamente posible para evitar las consecuencias clínicas o para reducir su gravedad y, si la erupción del diente definitivo no es inminente, colocar un mantenedor de espacio para que no se provoquen maloclusiones o bloqueos en el trayecto del permanente.

Esta opción terapéutica es la más extendida en la mayoría de los casos, pero es cierto que no siempre es la indicación más adecuada, ya que se pueden dar casos como la agenesia del definitivo, el retraso eruptivo asociado a cualquier otra condición del niño, que la erupción del permanente no sea inminente o que los huesos estén en crecimiento entre otras, por lo que hay que buscar alternativas terapéuticas.

Si las consecuencias clínicas fueran mínimas no se interviene ni preventivamente, solo se hace control clínico y radiográfico cada cierto tiempo, siendo las revisiones cada seis meses normalmente. Lo más común es que haya un retraso eruptivo en ese diente pero finalmente el definitivo conseguirá la exfoliación del temporal porque la fuerza eruptiva provocará la reabsorción radicular externa.

Se hará un tratamiento más temprano si el objetivo es interceptar las complicaciones que pudieran afectar al desarrollo y/o crecimiento óseo, o a la erupción y/o desarrollo dental. Estas medidas se toman en el caso de que la anquilosis fuera leve o moderada. Un ejemplo de esta prevención de consecuencias clínicas de la anquilosis de un temporal es restaurar, mientras no se produzca la exfoliación, la altura oclusal con resina compuesta u otro material de obturación para compensar la falta de contacto oclusal o incluso proximal y que así los dientes circundantes no sufran alteraciones en su posición. Esta acción suele indicarse mientras el germen del definitivo no esté próximo a la erupción. Para ello se valorará el estado de formación radicular del germen mediante una radiografía.

Si esta situación se extiende temporalmente y en las revisiones se determina que hay retraso eruptivo por considerarse que el temporal anquilosado interfiere en la erupción (ya que si no hay reabsorción radicular externa del anquilosado se entiende que dicha anquilosis supone un obstáculo eruptivo), se soluciona con la extracción del temporal y se complementará la exodoncia con mantenedores de espacio o alternativas prostéticas que conserven el espacio, por los contactos proximales, y a la vez mantengan la oclusión.
Si el definitivo existe y la erupción es inminente se hará la exodoncia del anquilosado para liberar el trayecto eruptivo.

Los casos de anquilosis severa por gran infraoclusión suelen derivar en una situación en la que el temporal anquilosado supone un obstáculo para el definitivo o al menos retrasa mucho la erupción. En esta situación, la recomendación se basa en la exodoncia temprana y restauración prostética del espacio para mantenerlo y, además, impedir las consecuencias clínicas provocadas por la pérdida de contacto oclusal y proximal que hayan derivado de la infraoclusión. [8]

TRATAMIENTOS ALTERNATIVOS DE LA ANQUILOSIS DE DIENTES TEMPORALES

La anquilosis de dientes temporales cuenta con gran cantidad de alternativas a la exodoncia ya que esta, no siempre está indicada por provocar pérdida de hueso alveolar tanto vertical como horizontal como mayor inconveniente.

Empezando por los tratamiento preventivos, el estudio experimental de Kiyokawa y cols. obtuvo resultados positivos con la utilización de irradiaciones pulsadas de ultrasonidos de baja intensidad (LIPUS). Este estudio se enfocó a prevenir la anquilosis que se produce tras el reimplante de un diente temporal. Se obtuvieron como resultados que el 90% de los reimplantes de la muestra fueron exitosos, ya que los ultrasonidos lograron estimular la regeneración de tejidos periodontales individualmente, evitando así la fusión de cemento y hueso. Esta opción estaría indicada en casos de traumatismos en dientes temporales de niños muy pequeños en los que merezca la pena conservar el diente por estar la erupción del definitivo lejana en el tiempo. [9]

En determinadas ocasiones la exodoncia es la alternativa terapéutica más razonable, aunque, bien es cierto que hay técnicas distintas de la estándar.

Una de ellas es la cirugía piezoeléctrica, propuesta por Cai y cols., que evita el uso de material rotatorio, botadores y fórceps, instrumental que, además de mucho ruido, ejerce más presión. Está muy indicada en niños por causar menos ansiedad y también por su mecanismo de acción, el cual es menos lesivo con los tejidos blandos, es decir, menos invasivo. La inflamación y dolor postoperatorios se vieron reducidos, lo que favoreció la regeneración de los tejidos. Esto se atribuye a que, al ser menos invasiva y no necesitar levantamiento de colgajo, el periostio y los tejidos blandos no sufren las consecuencias de la pérdida temporal de aporte sanguíneo. Las complicaciones como lesión de tejidos blandos, rotura de alveolo, reabsorción ósea postextracción, rotura de raíces (la cual no ocurrió en ningún caso de la muestra efectuado con cirugía piezoeléctrica) o desplazamiento radicular, también son menores o se vieron reducidas. [10]

Siguiendo con las opciones quirúrgicas, Malpartida Montes las combina con el tratamiento ortodóntico en casos en los que hay agenesia del definitivo y el temporal lo tendría que sustituir. Recoge varias opciones como son: luxación quirúrgica y tratamiento ortodóntico, osteotomía simple y reposición en conjunto con cirugía ortognática o con distracción osteogénica y luxación quirúrgica y tracción con distractor. Todos estos tratamientos suelen ir seguidos de tratamiento ortodóntico.
La luxación quirúrgica y posterior tracción ortodóntica está indicada en casos de anquilosis moderada en pacientes en crecimiento, ya que por la tracción se puede provocar una reabsorción radicular. También se necesita que los pacientes se comprometan con el tratamiento, por lo que se contraindica en niños muy pequeños o padres desinteresados. La frecuencia de complicaciones en relación con el éxito de la intervención es alta por lo que no se emplea mucho dicha técnica.

La osteotomía simple o segmentaria seguida de la reposición y fijación con microtornillos o placas requiere que los dientes adyacentes tengan raíces divergentes al anquilosado o que este se posicione muy vertical para poder individualizar el tramo óseo a desplazar y evitar así una falta de paralelismo que impida dicha reposición. Se indica si la diferencia de altura no es muy llamativa, es decir, en casos leves, ya que si el desplazamiento fuera mucho se vería comprometida la revascularización del segmento. También debe haber tejido periodontal circundante sano para evitar las recesiones gingivales.
La ostectomía segmentaria seguida de distracción ósea necesita los mismos requisitos que la anterior para efectuarse, con la diferencia de que el paso siguiente, la revascularización y neoformación óseas son mas lentas, por lo que el desplazamiento podrá ser mayor y además en las tres dimensiones del espacio. Admite por tanto casos de anquilosis moderada. La desventaja es el tiempo de tratamiento mayor y la necesidad de una segunda cirugía para retirar los distractores.

La luxación quirúrgica seguida del uso de distractores evita la posible reanquilosis, riesgo de infecciones o daño en los adyacentes, complicaciones comunes de las anteriores técnicas. Lo que sí pueden provocar es la intrusión reactiva de los adyacentes, por ello la distracción será muy lenta. La mayor ventaja sin duda es la neoformación de tejido óseo y periodontal. De todas formas es la opción con menos bibliografía, por lo que no se pueden valorar realmente ventajas y desventajas. [11]

Complementando a esta revisión de los tratamientos con ortodoncia, se encuentra la clasificación que realizaron Alruwaithi y cols. Para empezar, determinan que si hay germen del diente definitivo la mejor opción es la extracción inmediata seguida de un mantenedor de espacio. En los casos en los que hay agenesia del definitivo, defienden que la anquilosis de los temporales nunca se podrá tratar con ortodoncia convencional, y establecen que la primera opción sería la ostectomía simple seguida de reposición. Contemplan antes la opción de la extracción de temporal anquilosado y la creación de un espacio mediante la ortodoncia para aplicar una solución protésica. Rechazan cualquier procedimiento que implique la luxación del diente, ya que dicen que puede afectar a la irrigación apical del mismo provocando más complicaciones que las que ya supone la anquilosis. Consideran que el uso de distractores solo se puede hacer en contadas indicaciones, ya que no suele haber acceso para tanto instrumental. [12]

Contradiciendo a los dos últimos autores, se encuentra el reporte del caso clínico descrito por Melo Pithon y Alves Bernardes. Se describe la anquilosis del primer molar mandibular definitivo que, por esta última condición, no entraría dentro de los objetivos de esta revisión pero sí describe a la perfección las indicaciones de la técnica de la luxación dental seguida de tracción ortodóntica, rechazada en las dos revisiones anteriores. Dicho tratamiento le fue aplicado a una adolescente con clase II molar: primero se creó el espacio mediante ortodoncia y después se luxó y traccionó del molar para llevarlo a su posición. Esto se resume en que la indicación de esta técnica se reserva para casos de dientes definitivos en pacientes sin crecimiento y anquilosis leves. [13]

En estos casos en los que hay agenesia del permanente, la restauración de la altura oclusal mediante materiales de obturación serviría como tratamiento temporal para detener las consecuencias clínicas de la anquilosis hasta el momento de la intervención definitiva. Estarán indicados coronas metálicas, resinas compuestas o ionómeros de vidrio. [8]

Naveena Mohadeb y cols. citan otra alternativa denominada decoronación para el tratamiento de los dientes deciduos anquilosados. Esta técnica quirúrgica busca conservar el hueso y a su vez la raíz, deteniendo el proceso de fusión de cemento-hueso y posponiendo la conversión de raíz en hueso con la consecuente pérdida dental. Está indicado en dientes temporales anteriores que no tienen sucesor definitivo y es también imprescindible que haya crecimiento óseo.

La decoronación consiste en eliminar la corona del diente dos milímetros infracervicales y provocar el sangrado del conducto. El coágulo formado queda tapado por un colgajo y lo esperado es un crecimiento vertical de hueso que cubra la anchura del diente. El objetivo es por tanto la conservación del alveolo para la posterior colocación de un implante.
Según la revisión de estos autores, con este procedimiento se consigue desarrollar una media de 1 milímetro de hueso con éxito, por lo que el nivel óseo quedaría otro milímetro y medio de media por debajo de la unión amelocementaria. También se añade la dificultad de que se pierde la papila interdentaria.

La conservación del alveolo para colocar un implante cuando el desarrollo óseo haya acabado se ha mantenido en el tiempo un máximo de diez años, con ligeras reabsorciones radiculares externas como mayor complicación. No se encontraron reportes negativos ni fracasos de los implantes colocados con posterioridad. [14]

Padilla Miranda y cols. ofrecen una nueva indicación en su actualización sobre la decoronación, ya que describen que también es útil en el caso de que un diente temporal haya sido reimplantado y se haya producido un fracaso con la consecuente anquilosis. También aportan que la mejor forma de restaurar la estética tras esta técnica es por medio de una prótesis parcial removible formada por el diente a restaurar y una barra lingual o una palatina dependiendo de si la pérdida se encuentra en mandíbula o maxilar. Es una técnica sencilla y con resultados predecibles, además de pocas complicaciones y que preserva las dimensiones óseas, abriendo las puertas a futuras intervenciones más duraderas. [15]

Lucero Nuñez describe el tratamiento de dientes deciduos en personas que ya han alcanzado la edad adulta. Realizó una comparación de todas las opciones terapéuticas obteniendo como resultados que los mejores desenlaces se obtuvieron gracias a la ortodoncia, prótesis fijas o implantes.

La ortodoncia se emplea para la extrusión del temporal en caso de agenesia del definitivo o para cerrar el espacio tras la extracción, y para la tracción del permanente tras extraer el deciduo.

El diente de leche exodonciado puede ser sustituido por un implante, colocando la corona más adecuada según el paciente.

Las prótesis fijas sirven para la rehabilitación estética de un diente deciduo anquilosado, ya que suelen ser más pequeños y tener diferente color. También se emplean para la reconstrucción tras haber sufrido patologías como grandes caries por estar más tiempo en boca con la anatomía de un diente de leche -menos grosor de esmalte y cámara pulpar más amplia-; esto también se tendrá en cuenta para los tallados, que serán más cuidadosos para dejar el esmalte remanente necesario para la adhesión.

Finalmente se recuerda que un diente deciduo es más débil por las causas relacionadas con tiempo en boca y anatomía ya citadas. Por este motivo se prestará especial atención a la higiene, las revisiones en el dentistas y se hará hincapié en medidas preventivas de caries, lesiones o infecciones. [16]

Después de describir todas las alternativas terapéuticas se ha establecido un esquema para determinar indicaciones y tiempos de actuación (Figura 1).

Los tratamientos se han diferenciado como estándar y alternativos.

El tratamiento estándar es aquel que ataja las complicaciones terapéuticas que se diagnostican en la clínica habitualmente, como se ha indicado ya, es la infraoclusión.

Los tratamientos alternativos son aquellos que se aplican a casos más complejos que se acompañan de agenesia de los dientes definitivos, se dan a la vez que hay crecimiento por lo que el tratamiento tendrá que ser una alternativa temporal planificada que asegure el éxito del tratamiento definitivo que se aplicara más adelante.

Figura 1. Esquema de tratamientos.

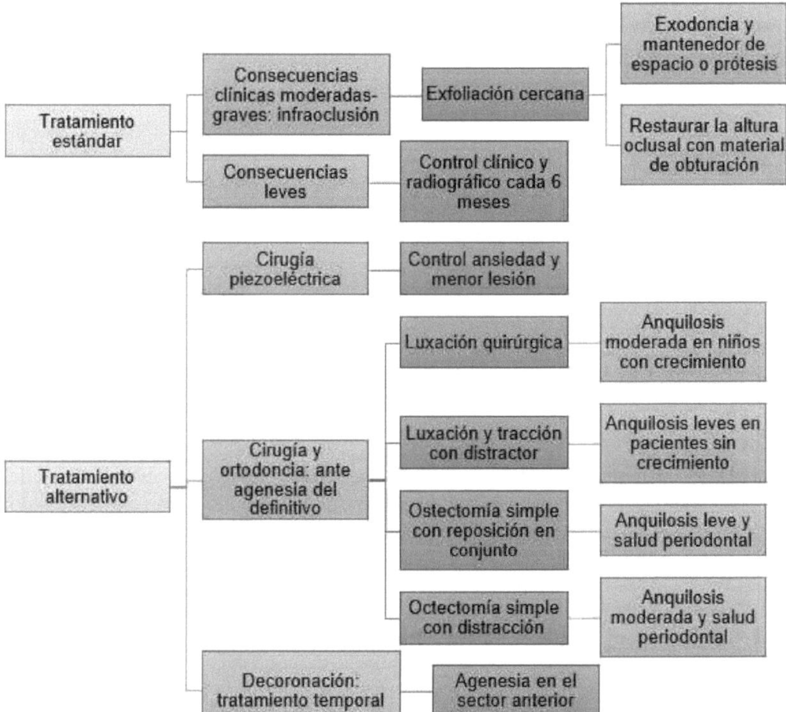

CONCLUSIONES

En la práctica odontológica es común la exodoncia temprana de dientes temporales anquilosados con la posterior colocación de un mantenedor de espacio. Sin embargo, este método no sirve para solucionar sus consecuencias clínicas, siendo necesario restaurar la oclusión además de los contactos proximales para evitarlas.

Además existen otras técnicas como alternativas quirúrgicas para una exodoncia menos traumática, procedimientos que combinan la cirugía y la ortodoncia para casos de agenesias en las que el temporal deberá cumplir las funciones del definitivo y la decoronación que busca mantener el hueso para la colocación de un futuro implante cuando el proceso de crecimiento finalice.

En casos de posible anquilosis no hay que descartar las medidas preventivas como la aplicación de LIPUS.

La indicación y elección de cada tratamiento se hará según la causa de la anquilosis, edad del niño -importante para la erupción del definitivo y para el crecimiento óseo residual-, colaboración y presencia del germen del permanente.

Para la elección de las técnicas que son más beneficiosas para las funciones orales del niño, son imprescindibles un buen diagnóstico temprano y un buen plan de tratamiento, teniendo en cuenta todos los factores existentes.

BIBLIOGRAFÍA

1. [Internet]. Sociedad Española Odontología Infantil Integrada. 2019 [cited 11 December 2018]. Available from: http://www.seoii.es/preguntas-frecuentes/
2. García Sánchez Á, Cano Durán J, Ordoñez Fernández E, Serrano Sánchez V. Estudio de la anquilosis dental en una población infantil. Revista Complutense de Ciencias Veterinarias [Internet]. 2017 [cited 12 December 2018];11(1). Available from: https://revistas.ucm.es/index.php/RCCV/article/download/55177/50250
3. López Gallegos C. Estudio comparativo de la prevalencia de dientes deciduos anquilosados en niños de 6 a 10 años de edad pertenecientes a una escuela pública y una escuela privada de la cuidad de Quito [Graduado]. Facultad de Odontología. Universidad de las Américas; 2018.
4. Rivas Blanco A. Anquilosis alveolodentaria de dientes temporales [Trabajo de Fin de Grado]. Facultad de Odontología. Universidad de Sevilla; 2016.
5. Paredes Martínez E, Díaz Pizán M. Avulsión en la dentición decidua: ¿Reimplantar o no? [Internet]. Revista Estomatológica Herediana. 2009 [cited 23 February 2019]. Available from: http://www.redalyc.org/articulo.oa?id=421539351011
6. Martagón Cabrera L, Belmont Laguna F, de la Teja Ángeles E, Téllez Rodríguez J. Síndrome de niño maltratado con repercusión estomatológica. Reporte de un caso. Revista odontológica mexicana [Internet]. 2016 [cited 23 February 2019];20(2):98-106. Available from: http://www.medigraphic.org.mx
7. Hanisch M, Hanisch L, Kleinheinz J, Jung S. Primary failure of eruption (PFE): a systematic review. Head Face Med. 2018;14(1):5. Published 2018 Mar 15. Available from: https://www.ncbi.nlm.nih.gov/pmc/articles/PMC5856369/
8. Cardozo M, Hernández J. Diagnóstico y manejo de la anquilosis dentoalveolar. Revista de Odontopediatría Latinoamericana. 2015;5(2):17.
9. Kiyokawa T, Motoyoshi M, Inaba M, Sano R, Saiki A, Torigoe G et al. A preliminary study of effects of low-intensity pulsed ultrasound (LIPUS) irradiation on dentoalveolar ankylosis. Journal of Oral Science. 2017;59(3):447-451.
10. Cai Y, Sun R, Zhao J. Flapless boning to increase space by piezosurgery. Medicine. 2018;97(27):e11398.
11. Malpartida Montes A. Tratamientos ortodóncico-quirúgicos para dientes anquilosados [Trabajo de Fin de Grado]. Facultas de Odontología. Universidad de Sevilla.; 2016.
12. Alruwaithi M, Jumah A, Alsadoon S, Berri Z, Alsaif M. Tooth Ankylosis And its Orthodontic Implication. IOSR Journal of Dental and Medical Sciences [Internet]. 2017;16(2):108-112. Available from: http://www.iosrjournals.org
13. Pithon M, Bernardes L. Treatment of ankylosis of the mandibular first molar with orthodontic traction immediately after surgical luxation. American Journal of Orthodontics and Dentofacial Orthopedics. 2011;140(3):396-403.
14. Mohadeb J, Somar M, He H. Effectiveness of decoronation technique in the treatment of ankylosis: A systematic review. Dental Traumatology. 2016;32(4):255-263.
15. Padilla Miranda M, Martínez Pérez E, Adanero Velasco A, Salmerón Escobar J, Planells del Pozo P. Técnica de decoronación frente al tratamiento de la anquilosis alveolo-dentaria. Actualización. Odontol Pediátr (Madrid). 2016;24(3):207-219.
16. Lucero Núñez J. Tratamiento de dientes deciduos en personas adultas [Trabajo de Fin de Grado]. Facultad de Odontología. Universidad de Guayaquil; 2018.

CAPITULO 2. TRATAMIENTO ESTÁNDAR

Autoras: Martín Martín S, González González A.

La anquilosis infantil como se ha dicho en el capitulo anterior, ha sido convencionalmente tratada a lo largo de la historia con la extracción del diente y la búsqueda de su sustitución.

Este capitulo se centra en las opciones terapéuticas de los dientes temporales anquilosados, ya que al poseer un recambio definitivo, la exodoncia suele ser el tratamiento de elección.

La toma de decisiones en la planificación del tratamiento está basada en un buen diagnóstico, ya que en este caso, en función de la gravedad clínica se seguirán unas vías de actuación u otras.

CONSECUENCIAS CLÍNICAS MODERADAS-GRAVES: infraoclusión.

Cuando los signos clínicos de la anquilosis, es decir la infraoclusión es moderada o grave (parámetros en milímetros recogidos en el capítulo anterior) las decisiones terapéuticas se basan en la edad dental de paciente, es decir, en los tiempos de recambio dental.

Se debe realizar un estudio radiológico a un paciente con anquilosis dental y, de esta manera, determinar el tratamiento de elección dependiendo de la situación en la que se encuentre la pieza dental [1].

<u>Exfoliación cercana: exodoncia y mantenedor de espacio o prótesis.</u>

En la fase diagnóstica, se deben hacer radiografías para observar el desarrollo de las piezas. Si el diente definitivo está formado o posee 2/3 partes de la raíz y no hay hueso entre el germen y el diente temporal anquilosado que le impida erupcionar, el diente emergerá en boca fácilmente, y no se necesitaría colocar ningún aparato que mantuviera el espacio. En este caso el tratamiento elegido sería la exodoncia del diente temporal anquilosado.

Cuando se decide que el tratamiento que debe realizarse es la extracción de una pieza dental pero que la erupción del diente definitivo se va a prolongar en el tiempo, debe colocarse un mantenedor de espacio [2].

El mantenedor de espacio se utiliza en el tratamiento durante las etapas de dentición mixta y permanente temprana debido al crecimiento esquelético y la erupción dentaria. Los objetivos de los mantenedores es mantener el espacio y evitar la inclinación de dientes adyacentes hacia la zona de la exodoncia.

Su uso está indicado cuando las fuerzas que actúan sobre el diente no están equilibradas. Si en la planificación del tratamiento de la anquilosis se decide realizar la exodoncia dental del diente temporal anquilosado, al paciente se le tomarán unas impresiones que se mandarán al laboratorio indicando la realización de un mantenedor de espacio y se debe colocar el mantenedor de espacio en la misma cita en la que se realiza la exodoncia dental. El mantenedor de espacio impide la pérdida de la longitud dentaria y mantiene el espacio para la erupción del diente permanente. Además, la colocación del mantenedor va a evitar que aparezcan malos hábitos, como la interposición de la lengua en ese hueco.

Hay dos tipos de mantenedor de espacio: removibles y fijos [3].

Los **mantenedores de espacio removibles** están compuestos por retenedores o ganchos construidos por alambre de acero inoxidable con una placa que une esos ganchos y que es de resina acrílica. Se realizan sobre molares temporales o definitivos y se unen a través de unos retenedores de tipo Adams, bola o circunferenciales. También pueden llevar un arco en vestibular. Es necesario un control muy riguroso y se deben retirar cuando la pieza permanente empieza erupcionar [4].

Una variación es el llamado *bump type* el cual tiene una proyección de acrílico en su extremo distal para producir un efecto de propiocepción y guiar la erupción al primer molar inferior permanente.

- Ventajas: devuelve la función masticatoria y estética.
- Desventajas:
    - Problemas de retención de placa
    - Puede producirse irritación en los tejidos blandos.
    - En el caso del *bump type*, guía de erupción del primer molar permanente no suele ser muy efectiva. Su uso requiere mucha colaboración del paciente [3, 4].

Los **mantenedores de espacio fijos** presentan bandas a las que se suelda un alambre de acero. Normalmente, la banda se coloca en los molares permanentes. Se cementarán con ionómero de vidrio.

Para realizarlo se coloca la banda en la dentadura del paciente y se toma una impresión con alginato (impresión de arrastre). Para que un mantenedor funcione bien se deben cumplir unas condiciones:

- La banda debe estar perfectamente fijada a la pieza. De esa manera se evita que aparezcan problemas en la oclusión.
- Si la banda lleva un asa de alambre, esta debe tener forma de "M" y se va a apoyar en la pieza anterior.
- El asa no debe apoyarse nunca en la encía, para evitar problemas en esta [5].

Fijos unilaterales:

Banda ansa: Es un ansa en alambre de acero soldada a una banda metálica que va unido a la pieza anterior al espacio edéntulo.

- Ventajas: es fácil de construir, barato, sencillo de colocar y bien tolerado por los niños
- Desventajas: mayor retención de placa bacteriana no restablece la función masticatoria y no impide la extrusión del antagonista.

Corona ansa: Es un ansa en alambre de acero soldada a una corona de acero cromado que se adosa a la pieza anterior al espacio edéntulo, en los casos en los que la pieza anterior requiere dicho tratamiento por grandes destrucciones.

- Ventajas: es bien tolerado por los niños e impide la migración mesial de los molares.
- Desventajas: las mismas que con la banda ansa, si el alambre sufre una fractura se debe cambiar la corona de acero cromado.

Intralveolar: Es una banda metálica en el primer molar temporal a la que se suelda un alambre de acero con una extensión intragingival distal que se introduce en el tejido blando mesial al primer molar permanente no erupcionado. Se utiliza en casos en los que la anquilosis se ha producido en el segundo molar temporal, se decide exodonciar y la erupción del primer molar definitivo será antes que la del segundo premolar, como es normal según la guía eruptiva.

- Ventajas: Provee una guía efectiva de erupción al primer molar permanente.
- Desventajas: las mismas que se presentan con la banda ansa. Al erupcionar el primer molar permanente debe sustituirse por otro mantenedor, es una técnica compleja y su colocación implica una pequeña incisión quirúrgica.

Fijo bilateral posterior

Están indicados en situaciones en las que se produzca una anquilosis bilateral, situación muy extraña, y también en un diagnostico integral muy común en el que haya un diente anquilosado que debe ser exodonciado y en el otro cuadrante de la misma arcada exista una pérdida prematura por caries u otra patología como avulsiones.

Arco lingual (Imagen 1): Consiste en un alambre de acero con la forma del arco dental inferior el cual tiene 2 asas y está soldado a dos bandas, una a cada extremo posterior, en la parte anterior está en contacto con la porción media lingual de los incisivos permanente inferiores.

- Ventajas: es barato, fabricación sencilla, bien tolerado por el paciente y mantiene la estabilidad en el arco inferior.
- Desventajas: comparte las mismas desventajas que la banda ansa. Y la cementación es un poco compleja.

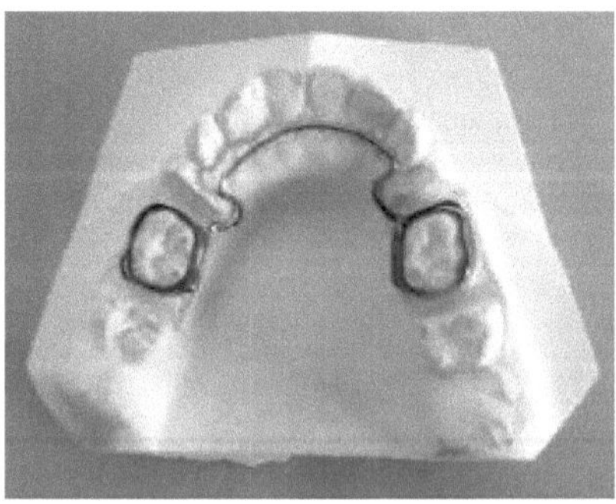

Imagen 1: Arco lingual

Arco de Nance: Bandas en cada molar superior a las que se les suelda un alambre de acero que tiene un botón de acrílico en la parte media del paladar duro.

- Ventajas: es sencillo de cementar, no ocasiona mayores molestias en el paciente, su estructura triangular permite mucha estabilidad en el arco superior.
- Desventajas: presenta las mismas desventajas que la banda y ansa. El botón de acrílico puede irritar la mucosa palatina.

Arco transpalatino (Imagen 2): Bandas metálicas en cada molar superior que están unidas por un alambre de acero, ya sea soldado o utilizando cajillas palatinas.

- Ventajas: es sencillo de fabricar y permite corregir en algún grado la posición de una molar haciendo una ligera rotación.
- Desventajas: las mismas que la banda ansa. En ocasiones se producen movimientos leves hacia mesial de ambos molares en los que se anclan las bandas. Habrá que tener un control sobre las activaciones de la barra para que dicha expansión dental no se produzca.

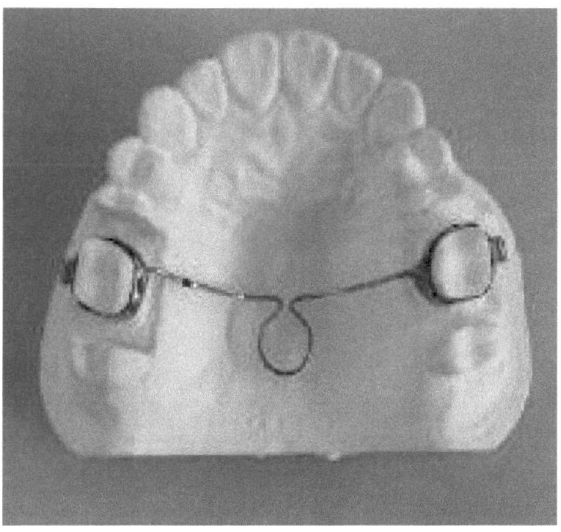

Imagen 2: Arco transpalatino

Fijo anterior

Prótesis fijas: Bandas en segundos molares superiores temporales unidas por un alambre de acero que tiene una proyección anterior de acrílico donde se colocan las piezas dentales.

- Ventajas: devuelve la función masticatoria y estética y está muy bien aceptado por los pacientes.
- Desventajas: el acrílico puede provocar una irritación en los tejidos blandos. Se cuidará mucho la instrucción en higiene del paciente [3-5].

Para la aplicación de mantenedores de espacio se deben tener en cuenta los requisitos siguientes:

- Mantener el espacio proximal deseado.
- No debe interferir en la erupción del diente sucesor permanente.
- No debe interferir en el diente antagonista.
- Debe facilitar espacio mesiodistal suficiente para la alineación de dientes permanentes en erupción.
- No debe interferir en la fonación, masticación o movimiento mandibular funcional.
- Deben ser de diseño sencillo.
- Deben ser fáciles de limpiar y conservar.
- Deben prevenir la sobre erupción del diente antagonista.
- Permitirán el crecimiento normal de los maxilares
- Serán resistentes.
- Compatibles con los tejidos blandos.
- Permitir ajustes y reparaciones [1].

Además de las indicaciones que posee cada mantenedor de espacio, en algunas situaciones también presentan contraindicaciones:

- Cuando no hay hueso alveolar que recubra la corona del germen en erupción, este está formado en su mayoría y hay suficiente espacio para la pronta erupción. Hay casos en los que el diente erupciona sin suficiente raíz y presenta movilidad. En estos casos se puede ferulizar.
- Cuando el espacio disponible es superior a la dimensión mesiodistal requerida para la erupción, ya que la inclinación de los dientes hacia la zona edéntula será beneficiosa para el cierre de espacios.
- En infraoclusiones muy severas, con mal pronóstico y con patologías asociadas.
- Cuando el sucesor permanente está ausente congénitamente. Si existe agenesia del diente sucesor permanente se realiza la extracción del temporal anquilosado y se colocaría un mantenedor de espacio con la posibilidad de colocar un implante cuando el crecimiento del niño haya cesado, para poder sustituir el diente permanente ausente [1-3].

La última contraindicación puede ser ampliada en su tratamiento. Cuando hay ausencia del sucesor permanente es muy importante tener en cuenta los siguientes objetivos de tratamiento:

- Conservar el espacio hasta que este pueda ser reemplazado protésicamente, utilizando mantenedores de espacio, dependiendo de las necesidades de cada paciente.
- Preservar la integridad oclusal para evitar la extrusión de dientes antagonistas y restaurar la función oclusal, esto puede conseguirse utilizando coronas de acero, restauración en resina compuesta o Ionómero de vidrio.
- No realizar exodoncia del diente anquilosado, con el objetivo de tratar de conservar el hueso alveolar y la cresta ósea para facilitar el remplazo protésico futuro [6].

EXFOLIACIÓN LEJANA: tratamiento temporal. Restaurar la altura oclusal con material de obturación.

El diente con anquilosis presenta infraoclusión y el antagonista se extruye. Para evitar eso se debe recuperar la dimensión vertical y conservar la oclusión normal.

La altura oclusal se restaura para lograr los siguientes objetivos:

- Mantener una salud oral
- Mantener el arco dental
- Prevenir malos hábitos orales
- Impedir las extrusiones dentarias
- Prevenir el dolor o aliviarlo si ya está instaurado
- Mantener funciones fonética, masticatoria y estética [7].

Materiales que se usan para restaurar la altura:

Amalgama de plata.

- Ventajas: es fácil de utilizar, rápida, económica, y muy duradera.
- Desventajas: no es adhesiva, y está en desuso.

Resina compuesta.

- Ventajas: es adhesiva y tiene gran estética
- Desventajas: se debe realizar con aislamiento impidiendo el contacto con la saliva.

Ionómero de vidrio.

- Ventajas: adhesivo, estético y libera flúor.
- Desventajas: es frágil.

Ionómero de vidrio modificado con resina.

- Ventajas: es adhesivo y estético.
- Desventajas: se debe realizar con aislamiento impidiendo el contacto con la saliva.

Corona preformada: son utilizadas para restaurar los dientes permitiendo que uno de sus usos sea aumentar la altura oclusal y permitir una oclusión estable en el paciente.

- Ventajas: duradera, ofrece protección.
- Desventajas: la adaptación [8].

El tratamiento con este tipo de coronas metálicas se realiza en una única sesión. Y son de gran utilidad cuando el espacio entre caras oclusales es amplio y con los materiales anteriormente citados se trataría de una excesiva cantidad de material de obturación.

Sus funciones son restaurar el contorno mesio-distal y gingivo-oclusal, mantener la integridad del arco dentario y que existan contactos proximales.

Los materiales de los que están formadas las coronas son: de acero inoxidable, de acero inoxidable con frente estético.

Los actos clínicos que se realizan son los siguientes:

- Valorar la oclusión.
- Anestesia.
- Aislamiento dental.
- Preparación del diente.
- Seleccionar la corona adecuada.
- Ajustar marginalmente.
- Realizar una radiografía.
- Cementar con ionómero de vidrio [9].

BIBLIOGRAFÍA

1. Mendoza Mendoza A. Mantenimiento del espacio. En: Boj JR, Catalá M, García-Ballesta C, Mendoza A. Odontopediatría. Barcelona: Massón, 2004.
2. Geiger AM, Brunsky MJ. orthodontic managementof ankylosed permanent posterior teeth: a clinical reportof three cases. J Ortho Dentofacial. 1994;106:543-548.
3. Barbería Leache E. Atlas de odontología infantil para pediatras y odontólogos. Ripano. 2005.
4. Khanna JN, Ramaswami R. Protocol for the management of ankylosis of the temporomandibular joint. Br J Oral Maxillofac Surg. 2019;57(10):1113-1118. doi: 10.1016/j.bjoms.2019.10.298.
5. Yai-Tin L, Wen-Hsien L, Yng-Tzer J. Twelvemonth space changes after premature loss of a primary maxillary first molar. Int J Ped Dent. 2011(21):161–6.
6. Laing E, Ashley P, Farhad BN, Daljit S. Space maintenance. Int J Ped Dent. 2009(19):155–62.
7. Aktan AM, Kara I, Sener I, Bereket C, Celik S, Kirtay M, et al. An evaluation of factors associated with persistent primary teeth. Eur J Orthod. 2012;34(2):208–12.
8. Mew J. Infraoccluded deciduous molars. Am J Orthod Dentofacial Orthop. 2012;141(4):395–6.
9. Dias C, Closs LQ, Fontanella V, de Araujo FB. Vertical alveolar growth in subjects with infraoccluded mandibular deciduous molars. Am J Orthod Dentofacial Orthop. 2012;141(1):81–6.

CAPÍTULO 3. TRATAMIENTO DE LA ANQUILOSIS DENTAL MEDIANTE CIRUGÍA PIEZOELÉCTRICA

Autores: López Perez L, González González A

Definición y antecedentes históricos

Piezoelectricidad es el término general que describe la propiedad que exhiben algunos cristales (redes cristalinas) para llegar a polarizarse eléctricamente cuando se les aplica una tensión, bien compresiva o bien extensiva [1]. Proviene del griego *piezo* que significa presión, por lo que, etimológicamente podemos definirlo más concretamente como electricidad inducida por presión [2].

El desarrollo de materiales piezoeléctricos comenzó originalmente con el descubrimiento de cristales naturales piezoeléctricos por los hermanos Curie en 1880, con observación de propiedades piezoeléctricas de la sal procedente de La Rochelle, Francia [2].

Basándose en este principio físico, se han desarrollado los sistemas piezoeléctricos que permiten la realización de cirugías. Los cristales del sistema resultan en oscilaciones de frecuencia ultrasónica que permiten cortar el hueso [3]. Los ultrasonidos son aquellas frecuencias de sonido que superan los 20 kHz, es decir, que tienen amplitudes de onda muy cortas [4]. En el caso de la piezoelectricidad se trata de un sistema de hasta tres veces más potencia que los dispositivos de ultrasonidos comunes. Para ello, se modulan los rangos de frecuencia de las ondas de ultrasonidos de tal modo que, según los kHz a los que se emita el ultrasonido, cortará un determinado tejido y respetará otros. Gracias a esto se permite que, a una frecuencia de 25 a 29 kHz se corte únicamente tejido mineralizado respetando tejido neurovascular, el cual precisa de frecuencias superiores a 50 kHz [5–7]. Esto permite que, aunque se pueda cortar tejido mineralizado, disminuya el riesgo de daño en los tejidos blandos y otras estructuras como pueden ser vasos sanguíneos y nervios, principalmente durante la osteotomía [5]. Reduce el trauma tisular, lo que deriva en menor riesgo en la producción de hematomas y edemas postoperatorios [6,8].

No solo ha demostrado que es un sistema efectivo sino que, mediante análisis histomorfométricos e histológicos se ha observado que la respuesta tisular al daño es mejor, con mayor viabilidad celular y que, debido a esto, la cicatrización es mejor que con métodos tradicionales [8,9].

Ventajas

Esta técnica quirúrgica posee unas ventajas respecto a la técnica convencional que pueden ser beneficiosas a la hora de tratar un diente con diagnostico confirmado de anquilosis:

- Como se ha mencionado anteriormente, se consigue un corte de hueso muy preciso y selectivo, respetando las estructuras no mineralizadas. Además permite modular la vibración modificando la longitud de onda. Con esta modulación, se consigue una disminución de la temperatura del hueso y se ve reducido el riesgo de necrosis [10].

- Reduce el trauma neurológico ya que no es capaz de cortar las estructuras nerviosas. Puede inducir lesiones nerviosas si el contacto es íntimo y se ejerce la fuerza suficiente pero, será una lesión fácilmente recuperable [6]. Además, induce la expresión de proteínas morfogenéticas óseas que, unido al control de la inflamación, aumenta la remodelación ósea y la osteogénesis [5].

- El corte de hueso permite una visibilidad excelente, ya que con el sistema piezoeléctrico conseguimos una disminución del sangrado (en torno a un 25% – 30% menos) y una disminución de restos de partículas que puedan dificultar la visión [10]. Esto último lo consigue mediante la acción de giro de liquido gracias a las micro vibraciones, eliminando así detritus y partículas que dificulten la visión. Asimismo, se crea un fenómeno de cavitación por implosión de las burbujas de gas, siendo este el causante de la reducción de la hemorragia [11].

- Por otro lado permite trabajar en un volumen de sonidos y vibraciones muy bajos o incluso inapreciables que, junto con el uso de la anestesia local, consigue disminuir las sensaciones desagradables del paciente [9,10].

- Hay gran versatilidad en cuanto a instrumental se refiere. Los distintos sistemas cuentan con una batería de puntas autoclavables que se intercambian en función del campo quirúrgico y las necesidades [3].

Limitaciones

- La velocidad de corte óseo mediante instrumental piezoeléctrico es menor que el corte con instrumental rotatorio y fresas de carburo. No obstante, los progresos tecnológicos han conseguido una mejora en este aspecto [3,6]. Pese a que esta velocidad puede ser tres o cuatro veces menor, muchos autores destacan la capacidad de realizar una cirugía más confortable que con otros modos, lo que compensa su demora [10].

- Requiere de una fase previa de aprendizaje, en la que el facultativo se familiarice con el instrumental y su modo de funcionamiento. Esto implica la adaptación a la presión requerida para ejercer la mínima presión necesaria que realice un corte efectivo [6]. Asimismo, es importante efectuar una técnica adecuada para mantener el hueso en el mejor estado posible, evitando sobrecalentamientos [10].

- El coste de los equipos de cirugía piezoeléctrica es alto debido a sus constantes mejoras y actualizaciones. Además, cada reparación también es de un elevado precio [6].

Indicaciones

El sistema piezoeléctrico está ampliamente implementado en diversos campos. Es utilizado en áreas médicas como la otorrinolaringología, neurocirugía, oftalmología, traumatología y ortopedia pero, donde está experimentado un gran crecimiento es en la odontología, concretamente en la cirugía oral y maxilofacial [12].

En el caso de la cirugía piezoeléctrica en cirugía bucal se utilizó por primera vez en 1975 de la mano de Horton, en donde comparó el sistema piezoeléctrico con el sistema convencional, pero no fue hasta inicios del siglo XXI cuando comenzó su auge y se extendió su uso [11].

Se puede aplicar en la implantología para la realización de cirugías de seno maxilar, expansión cortical, obtención de injertos óseos y explantación así como en la inserción de los implantes para la preparación del lecho en lugares difíciles [9]. También es utilizada en cirugías ósea periodontales, ostectomías, osteoplastias y apicectomías [6].

Una de las grandes indicaciones dentro de la cirugía oral, es la exodoncia, tanto de raíces como de dientes anquilosados. Asimismo, se puede utilizar de manera combinada con la tradicional permitiendo una reducción del trauma [6]. Pese a que la gran mayoría de cirugías pueden ser realizadas mediante instrumental rotatorio combinado con instrumental manual, el uso de la cirugía piezoeléctrica puede poner a disposición todas las ventajas que ofrece consiguiendo grandes resultados. Permite realizar odontosecciones y remover hueso para la obtención de puntos de apoyo, lo que puede resultar muy útil. También se añade que, gracias a sus propiedades, permite una mayor comodidad en pacientes con apertura bucal reducida [6].

Contraindicaciones

Por lo que respecta a las contraindicaciones, el sistema piezoeléctrico presenta aquellas características de los sistemas ultrasónicos. Según la Asociacion Dental Americana: "Los dispositivos cardiacos implantables, como los marcapasos o los desfibriladores implantables, utilizan impulsos eléctricos para ayudar a que el corazón mantenga su ritmo correcto. Algunas de las herramientas de ultrasonido que emplea el dentista, como ciertos raspadores ultrasónicos o sistemas de limpieza del instrumental, pueden interferir con esos dispositivos cardiacos y podrían provocar un latido irregular." [13].

La Asociación Española de Medicamentos y Productos sanitarios establece que, para que no se produzcan interferencias, se ha de usar el instrumento de forma intermitente y siempre evitando apoyar el asa del instrumentos sobre el marcapasos [14].

Pese a ello no hay estudios concluyentes que muestren claramente los efectos de los sistemas ultrasónicos y que contraindiquen absolutamente su uso. Por ell se recomienda tener prudencia teniendo en cuenta los aspectos mencionados anteriormente [15].

Procedimiento técnico del tratamiento

Para realizar extracciones, mediante el uso del instrumento piezoeléctrico, se han de seccionar las fibras gingivales coronales usando la punta de vibración con una profundidad de unos 10 milímetros, previa anestesia local. Posteriormente se puede usar otra punta ya que existen puntas específicas para dientes anquilosados de modo que con esta acción se comience a sentir movilidad de la pieza [7,16].

Tras la sección más coronal del periodonto, se pueden usar diversas puntas, cada una con diferentes funcionalidades. Existen puntas de flecha, cuyo corte principal se concentra en el extremo activo, siendo sumamente eficaz. Esto permite el labrado de un punto o una línea sobre los cuales seguir actuando con otras puntas. Las hay con forma de periostotomo, planas y que cortan en todos sus bordes, de manera que se elimina materia de forma paralela. Existen de diferentes angulaciones con el fin de adaptarse tanto al diente y a su alveolo, como a la apertura bucal del paciente. Por último, existe una punta específica para dientes anquilosados. Se trata de una punta con forma de periostotomo con las anteriores pero más ancha y con bordes dentados, permitiendo ser más agresiva a la hora de penetrar en el alveolo para continuar con la extracción de la pieza [7].

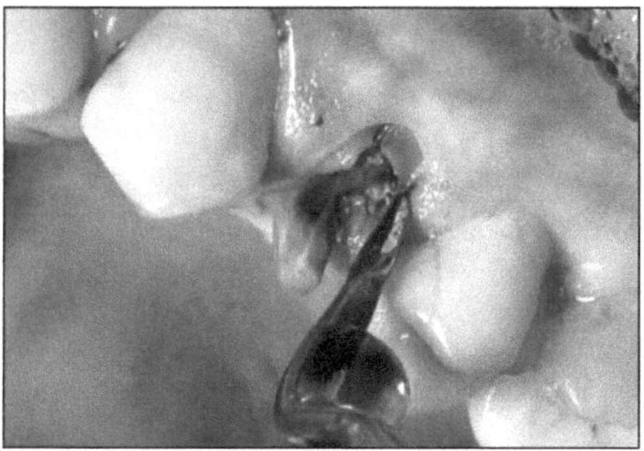

Imagen 1. Punta de cirugía piezoeléctrica iniciando la extracción [7]

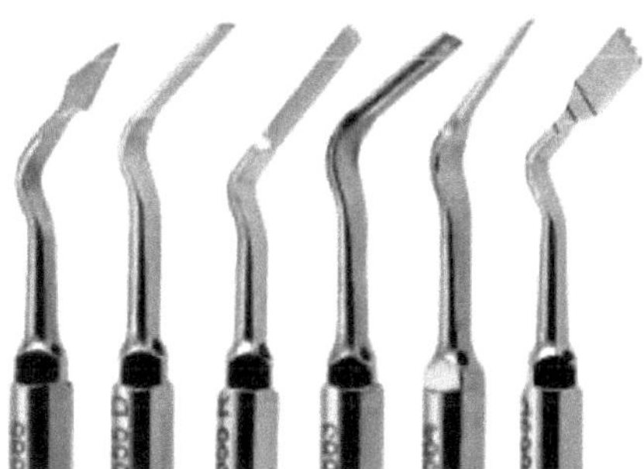

Imagen 2. Ejemplos de puntas empleadas [7]

Esto ha de hacerse combinado con técnicas convencionales, de modo que el objetivo es el de movilizar el diente de la manera más atraumática posible para que pueda ser extraído con mayor facilidad.

BIBLIOGRAFÍA

1. Gutiérrez Melero F. Principios de Piezoelectricidad. Innovación y Exp Educ [Internet]. 2010;28:1-11. Disponible en: https://archivos.csif.es/archivos/andalucia/ensenanza/revistas/csicsif/revista/pdf/Numero_28/FRANCISCO_GUTIERREZ_1.pdf

2. Kapat K, Shubhra QTH, Zhou M, Leeuwenburgh S. Piezoelectric Nano-Biomaterials for Biomedicine and Tissue Regeneration. Adv Funct Mater [Internet]. 18 de febrero de 2020;1909045. Disponible en: 10.1002/adfm.201909045

3. Eggers G, Klein J, Blank J, Hassfeld S. Piezosurgery®: An ultrasound device for cutting bone and its use and limitations in maxillofacial surgery. Br J Oral Maxillofac Surg [Internet]. 2004;42(5):451-3. Disponible en: 10.1016/j.bjoms.2004.04.006

4. Leighton T. What is ultrasound? Prog Biophys Mol Biol [Internet]. 2007;93(1-3):3-83. Disponible en: 10.1016/j.pbiomolbio.2006.07.026

5. Labanca M, Azzola F, Vinci R, Rodella LF. Piezoelectric surgery: Twenty years of use. Br J Oral Maxillofac Surg [Internet]. 2008;46(4):265-9. Disponible en: 10.1016/j.bjoms.2007.12.007

6. Hennet P. Piezoelectric bone surgery: A review of the literature and potential applications in veterinary oromaxillofacial surgery. Front Vet Sci [Internet]. 2015;2:1-7. Disponible en: 10.3389/fvets.2015.00008

7. Blus C, Szmukler-Moncler S. Atraumatic tooth extraction and immediate implant placement with Piezosurgery: evaluation of 40 sites after at least 1 year of loading. Int J Periodontics Restorative Dent [Internet]. 2010;30(4):355-63. Disponible en: 10.11607/prd.00.0925

8. Sohn DS. Clinical utilization of ultrasonic piezoelectric bone surgery during osteotomy. J Korean Assoc Oral Maxillofac Surg [Internet]. 2019;45(4):173. Disponible en: 10.5125/jkaoms.2019.45.4.173

9. Antolín AB, Nasimi A, Javier F, González A. Cirugía guiada piezoeléctrica: Caso clínico. Gac Dent [Internet]. 2012;233:160-9. Disponible en: http://www.gacetadental.com/wp-content/uploads/OLD/pdf/233_CASO_CLINICO_Cirugia_piezoelectrica.pdf

10. Carini F, Saggese V, Porcaro G, Baldoni M. Piezoelectric surgery in dentistry: a review. Minerva Stomatol [Internet]. 2016;63(7):7-34. Disponible en: https://www.ncbi.nlm.nih.gov/pubmed/24487947

11. Dias-Ribeiro E, Freire JCP, Barreto JO, Rodríguez-Sánchez M del P, Sant'Ana E. Exodoncia de terceros molares inferiores con dispositivos piezoeléctricos: revisión de la literatura. Rev Española Cirugía Oral y Maxilofac [Internet]. abril de 2018;40(2):84-9. Disponible en: 10.1016/j.maxilo.2017.07.003

12. Hart K, Bowles D. Reconstruction of alveolar defects using titanium-reinforced porous polyethylene as a containment device for recombinant human bone morphogenetic protein 2. J Oral Maxillofac Surg [Internet]. abril de 2012;70(4):811-20. Disponible en: 10.1016/j.joms.2011.09.025

13. American Dental Asociation. Marcapasos (dispositivos ultrasónicos y marcapasos cardiacos) [Internet]. American dental asociation. Disponible en: https://www.mouthhealthy.org/es-MX/az-topics/p/pacemakers

14. Martínez Ferrer J, García Calabozo R, Goicolea de Oro A, Gómez Pérez MP, Hernández Madrid A, Lorente Carreño D, et al. Guía del paciente portador de marcapasos [Internet]. AEMPS. 2015. Disponible en: https://www.aemps.gob.es/publicaciones/publica/docs/guia_portador_marcapasos.pdf

15. Pisano P, Mazzola JG, Tassiopoulos A, Romanos GE. Electrosurgery and ultrasonics on patients with implantable cardiac devices: Evidence of side effects in the dental practice. Quintessence Int (Berl) [Internet]. febrero de 2016;47(2):151-60. Disponible en: http://www.ncbi.nlm.nih.gov/pubmed/26811847

16. Rivera Jiménez C. Técnicas de exodoncia atraumática para la colocación de implantes inmediatos postextracción [Internet]. 2017. Disponible en: https://idus.us.es/bitstream/handle/11441/66366/TFM CRISTOBAL MIGUEL RIVERA.pdf?sequence=1

CAPÍTULO 4. TRATAMIENTO ORTODÓNCICO-QUIRÚRGICO DE LA ANQUILOSIS

Autora: González González A

Lo fundamental para el tratamiento ortodóntico de cualquier paciente siempre es el diagnostico y la planificación del tratamiento. Hay que tener el cuenta que los tratamientos de ortodoncia son largos y costosos para el pacientes, por lo que hay que se deben intentar cubrir sus necesidades y cumplir sus expectativas. Para realizar un diagnóstico bueno se debe tener un amplio conocimiento sobre la incidencia, la etiología y los factores asociados a las distintas patologías, solo así se podrá establecer la diferencia entre ellas.

En la mayoría de pacientes la anquilosis se desarrolla a consecuencia de un traumatismo (de la naturaleza que sea: intrusión, extrusión o luxación) o tras una avulsión remediada con un reimplante.

Respecto al tratamiento dental tras la interrupción de la irrigación y su relación con la anquilosis, esta última tiene más probabilidad de ocurrir si el diente no se reimplanta inmediatamente o si se tarda mucho en descomprimir los vasos. La probabilidad y también la gravedad se relacionan con el tiempo, así a mas tiempo transcurrido mayor superficies de la raíz presentaran anquilosis.

Que los traumatismos sean la mayor causa de dientes anquilosados también se relaciona con que son mas prevalentes en niños, los cuales se suelen hallar en crecimiento. La anquilosis frena el crecimiento vertical del alveolo, provocando infraoclusiones que también aumentan en gravedad con el tiempo, cuanto mas joven sea el niño, más milímetros de infraoclusión se van a encontrar.

Causas y prevalencia de la anquilosis en los casos con posterior tratamiento ortodóntico.

Cuando una anquilosis es diagnosticada durante la planificación del tratamiento ortodóntico o una vez este se ha iniciado, la causa de dicha anquilosis suele ser un traumatismo pasado [1]. Los pacientes que sufren intrusiones o avulsiones seguidas de reimplantes son los que más probabilidad presentan de que el diente se acabe anquilosando.

Los traumatismos son más frecuentes en el sector anterior en dientes definitivos y el en sector posterior en dientes temporales. La incidencia de los traumatismos en dientes de leche ya fue desarrollada. Según la evidencia científica el 10% de los niños ha sufrido un traumatismo dental en el sector anterior y, de todos los traumatismos sufridos, el 10,5% según varios estudios afirman que tuvo consecuencias clínicas [1]. La edad más frecuente para que un niño presente daños dentales es entre los 6 y los 12 años [2].

Ante un traumatismo es importante valorar la edad y el desarrollo dental y general del paciente ya que todos estos factores dan pistas sobre el pronostico del diente y por tanto las probabilidades de anquilosis [1].

Los dientes deciduos no suelen ser reimplantados, la mayoría de autores defienden que cuando el ápice está cerrado y el germen del diente definitivo está próximo a la erupción, el reimplante es más perjudicial que beneficioso, ya que se puede anquilosar e impedir la erupción del definitivo, o puede dañar el germen de este provocando malformaciones.

A pesar de estas evidencias perjudiciales, algunos autores defienden que el reimplante es beneficioso para la guía eruptiva fisiológica y las posiciones dentales. Ante la ausencia del diente temporal se puede perder espacio por inclinación de los adyacentes hacia el hueco dejado por la pieza avulsionada, presentando un impedimento para que el definitivo erupcione en su posición fisiológica, además de que al no tener que reabsorber la raíz del diente de leche, el germen erupciona con mas facilidad, llegando la corona a emerger cuando aun no hay suficiente raíz que dé estabilidad. Hay que vigilar muy bien estos casos y a veces requieren ferulizaciones para evitar la pérdida mientras la raíz se acaba de formar [1].

Las intrusiones en dientes deciduos también son peligrosas porque se puede impactar en el germen causando indentaciones en la corona y si se anquilosa obstaculiza su erupción.

El tratamiento de los dientes permanentes traumatizados es distinto. El reimplante es una opción en la mayoría de los casos ya que los traumatismos en este tipo de dentición tiene una mayor incidencia en sectores anteriores, en los cuales prima la estética [1]. Cuando el diente está en crecimiento y el niño también, es decir el ápice dental no está cerrado, el reimplante tiene menos probabilidad de anquilosarse ya que la revascularización, tanto del diente como del ligamento periodontal es posible. Si el ápice esta formado, si el diente ha estado fuera de boca más de 1 hora o los métodos de conservación han sido inadecuados, la revascularización del ligamento no es tan probable por lo que el reimplante del diente puede hacerse pero el pronóstico es menos beneficioso y habrá que llevar un seguimiento para controlar la posible anquilosis.

Las intrusiones en dientes deciduos son el tipo de traumatismo cuyo pronóstico es el mas desfavorables, ya que las probabilidades de que termine anquilosándose son las mas altas. Esto se debe al aplastamiento de la irrigación mantenida porque muchas veces los pacientes no acuden a la consulta ni notifican este hecho. En estos casos el pronostico se ve empeorado por el hecho de que la infraoclusión es más evidente, además si el paciente está en crecimiento la erupción se ve frenada y por tanto el crecimiento del hueso alveolar a nivel vertical también. Este empeoramiento de la clínica tiene también consecuencias estéticas [1].

Le etiología de la anquilosis no solo está provocada por traumatismos, aunque es la causa con más incidencia. Hay otras causas que pueden provocar esta fusión entre raíz y hueso y se pueden clasificar en:

Internas o locales: son trastornos locales que influyen en la anatomía o fisiología dental [2].

- Anomalías metabólicas locales
- Deficiencia en el crecimiento óseo alveolar
- Presión anormal de tejidos blandos

Externas o generalizadas: factores externos o problemas sistémicos que además de modificar el desarrollo normal del diente tienen otras consecuencias [3].

- Patologías relacionadas con el colágeno
- Síndromes que afectan al metabolismo óseo: el raquitismo u osteomalacia

- Deficiencia endocrina: la más frecuente es el hipotiroidismo. Se citan también el hipergonadismo, hipopituitarismo, hipoparatiroidismo y la hipomineralización por tratamiento con corticoides.
- Enfermedades febriles
- Irradiación

Patogénesis histológica de la anquilosis

La patogénesis de la anquilosis se ha estudiado tanto en animales como en humanos y también in vitro e in vivo. En pacientes sanos los fibroblastos que abundan en la zona del periodonto impiden que se forme hueso bloqueando la osteogénesis. Liberan citoquinas y factores de crecimientos que actúan a nivel local manteniendo la separación entre hueso y diente [4].

En el momento que se produce necrosis de los fibroblastos por pérdida de irrigación, ya sea esta pérdida debido a un aplastamiento de los vasos o un daño mecánico que los rompa, la anquilosis comienza desde la inflamación del ligamento periodontal hasta la necrosis de los fibroblastos que no sobreviven en una cantidad suficiente como para suprimir la actividad osteogénica [4]. Es entonces cuando el hueso crece a través de las fibras del ligamento periodontal y se fusiona con la raíz del diente.

A pesar de que hay técnicas que intentan descomprimir los vasos para recuperar la vitalidad de diente y ligamento, hay ocasiones en las que la irrigación no se reestablece y se inicia la formación de hueso hasta fusionarse con el cemento [4].

Se puede provocar otra situación y es que dicha revascularización se reestablezca por sectores, quedando anquilosada solo una cara del diente, o varias. Este ultimo acontecimiento puede dificultar el diagnostico, ya que la perdida del ligamento no es continuada, si no por sectores [4]. La anquilosis se encuentra favorecida en las superficies radiculares labiales y linguales [1,3,4].

Una vez se produce la imbricación del hueso en el ligamento periodontal y alcanza la raíz, el hueso comienza a fusionarse con esta ultima, consiguiendo reemplazarla, este proceso tiene mas riesgo si el diente es de leche, o es un diente definitivo pero se encontraba en erupción es decir, tenia poco desarrollo radicular o este estaba incompleto [4].

Diagnóstico ortodóntico de la anquilosis

Es muy común que los pacientes no acudan al mismo dentista a lo lago de su vida. En determinadas clínicas no se cuenta con un ortodoncista especializado que pueda llevar a cabo las correcciones ortopédicas en el niño o las compensaciones ortodónticas en el adulto, por esto los pacientes acuden a otras consultas de dentistas especializados [4].

Antes de comenzar un tratamiento con ortodoncia se debe hacer una historia clínica completa y un estudio cefalométrico, extraoral, intraoral y de modelos completos [4]. En muchas ocasiones los pacientes adultos o adolescentes, no recuerdan o no dan importancia a traumatismos acontecidos en el pasado. Entienden que los dientes que nunca llegaron a erupcionar o que quedaron por encima del plano oclusal, no se relacionan con la anquilosis. Despistan de esta manera al ortodoncista [5]. Cabe destacar que es muy importante entrevistar al paciente durante la historia clínica de manera que se haga una serie de preguntas guiadas que orientes sus respuestas a acontecimientos pasados de interés [3].

Cuando existe sospecha de un diente anquilosado es porque el paciente lo refiere en la historia clínica o porque se observa una clínica muy concreta. En el sector posterior es mas fácil determinar la infraoclusión, los dientes posteriores de leche son los que mayora incidencia de anquilosis presentan [4]. La irrupción del plano oclusal es mas evidente que en el sector posterior por lo que en niños será mas fácil diagnosticar la anquilosis sin la ayuda de la historia clínica.

Ante la sospecha siempre se deben hacer las pruebas diagnosticas para descartar un diente de anquilosis. La sospecha puede ser infundida por los testimonios del paciente o por la clínica. El problema surge cuando en el sector anterior la clínica queda camuflada debido a la presencia de maloclusiones como mordidas abiertas y si el paciente no hace referencia a una causa de anquilosis no se sospecha de ningún diente [1].

Las pruebas diagnosticas de la anquilosis mas comunes son la percusión, la movilidad y la radiografía. Siempre se tendrá en cuenta que son complementarias y no todas tienen que mostrar un signo positivo para determinar la anquilosis [1]. Es muy importante diagnosticar un diente anquilosado antes de iniciar el tratamiento ya que la anquilosis presenta un obstáculo al movimiento dentario y cambiara la secuencia del plan de tratamiento, además de alargar los tiempos y los costes para el paciente. El buen diagnostico y la planificación correcta son indispensables en cualquier tratamiento [4].

Las pruebas de percusión son positivas si el diente presenta un sonido metálico o mate en comparación con los dientes adyacentes. Siempre es importante la comparación [1,4]. Otra prueba a hacer es comprobar la movilidad, esto es muy subjetivo y no se puede comprobar muchas veces con determinación [1], para ello se ha intentado mejorar la comprobación con instrumentos como el Periotest® *(Siemens/Medizintechnik, Bensheim, Germany)*, que cuantifica la movilidad dental. Los valores bajos indican menos movilidad y por tanto signo positivo de anquilosis, pero no confirma el diagnostico [4].

Al ser complementarias, el orden para realizar las pruebas se decide según la dificultad y la seguridad del paciente. Por tanto se hacen de menos dificultad a mayor y se hará el diagnostico siempre empleado primero las técnicas más inocuas. Es por esto que la realización de una radiografía es la ultima prueba diagnostica a realizar y se hará como confirmación. Esta radiografía siempre será una periapical con técnica paralela que permita visualizar el periodonto de manera fidedigna y no distorsionado o con superposiciones por estar la película mal orientada. Para que se confirme el diagnostico de anquilosis se tendrá que observar que el periodonto se encuentra interrumpido completamente o por zonas, como consecuencia de la introducción del hueso en el ligamento y su posterior fusión con el cemento [4].

Dichas pruebas diagnosticas explicadas hasta el momento pueden conducir a errores diagnósticos. Esto se debe a que el sonido puede ser distinto a los dientes adyacentes por presentar una endodoncia, también puede diferir la movilidad por otras causas y la radiografía se encuentra limitada ya que es una imagen en dos dimensiones, por tanto siempre habrá superposición de las zonas vestibulares y linguales impidiendo su visión.

Esto se tendrá muy en cuenta porque ya se ha referenciado que la anquilosis puede ser por sectores y que las zonas mas frecuentes para su producción son la lingual o palatina y la vestibular [4].

Se podrían observar todas las zonas alrededor del diente con un corte coronal, sin embargo una tomografía de haz cónico, aunque sea local, aumenta la dosis y la exposición del paciente a la radiación de manera innecesaria, ya que hay una prueba más sencilla [4].

En el momento que se decide la necesidad de ortodoncia, si se sospecha de que un diente puede sufrir anquilosis y dicho diagnostico no se ha confirmado con las pruebas descritas anteriormente, se puede intentar mover el diente mediante ortodoncia. Los dientes anquilosados no se mueven ante ningún tipo de fuerza ya que al estar fusionados con el hueso funcionan como un anclaje. Si podría haber un movimiento en respuesta a la fuerza aplicada sobre ese diente, por lo que la fuerza aplicada para esta prueba no debe ser excesiva ni debe alargarse mucho en el tiempo [4].

Diagnostico diferencial con otras patologías similares clínicamente.

Por su clínica la anquilosis puede ser confundida con otro tipo de alteraciones dentales más o menos comunes, sobre todo en el momento que el paciente no nos ofrece la información adecuada sobre si historia clínica dental [4].

Al ver un paciente con infraoclusión siempre se debe sospechar de anquilosis, pero en casos de pacientes que presentan dentición mixta y aun están en crecimiento la tendencia, en un primer momento es pensar que se trata de un retraso eruptivo, ya que su incidencia es más alta que la de la anquilosis, oscilando entre un 0,82% y un 2,8% según los estudios. Los dientes con más posibilidades de sufrir este desorden son los caninos maxilares y los terceros molares [5,6].

No todos los niños crecen a la misma velocidad, el pico de crecimiento no es a la misma edad y el desarrollo se ve influido por muchos factores externos. Esto conduce a que durante una franja de edad, que oscila entre los 8 y los 12 años aproximadamente, se pueda desestimar la importancia de la infraoclusión pensando que es un trastorno eruptivo [3,4]. Incluso en pacientes adultos se puede confundir con una malposición dental [5]. Por un mal diagnostico se puede retrasar la correcta intervención y por tanto se pueden agravar las consecuencias [3].

Los fallos eruptivos se diferencian de la anquilosis por las causas, por eso se le da tanta importancia a la fase previa de entrevista con el paciente. La erupción retardada suele asociarse a factores locales mecánicos que por si mismo o por asociación con otros o incluso otras causas provocan la clínica. Se pueden distinguir [3,6,7]:

- Discrepancias óseo dentarias negativas: el sumatorio de las distancias mesiodistales de los dientes en mayor que la longitud de arcada. En casos en los que la discrepancia es mínima se producen apiñamientos pero, cuanto más grande es la diferencia entre longitudes, mayor es la posibilidad de que un diente vea retrasada su erupción por encontrar un obstáculo, la presión de los dientes adyacentes, y quede impactado o incluido.

- Alteración de la pérdida del diente de leche: puede ocurrir que el diente deciduo se pierda de manera muy prematura por las cusas que sean, sin embargo el resultado es que se forma hueso en la zona en la que debería haber una pequeña raíz con menos densidad. El germen eruptivo tarda mas tiempo en reabsorber dicho hueso y erupcionar. El resultado se repite si el diente deciduo se mantiene de manera prolongada.

- Fibrosis de la membrana mucosa suprayacente: se da cuando la encía que esta en la trayectoria eruptiva del diente ha sufrido una inflamación crónica continuada.

- Cambios anatómicos por infecciones, inflamaciones, exantemas o abscesos que acaban por cambiar la trayectoria del germen.

- Posición anormal de la yema del diente: el germen del diente definitivo se ubica en una zona muy apical, por lo que el recorrido que tiene que hacer requiere más tiempo. Esto puede provocar alteraciones en el diente de leche de manera que la erupción se complica aún más.

- Presencia de hendidura alveolar: ante la discontinuidad que presenta el hueso alveolar, los dientes, si existen, ya que muchas veces esta malformación se acompaña de agenesias, erupcionan a nivel vestibular o quedan incluidos en palatino. La incidencia con mayo probabilidad de que se de esta alteración es la zona de los incisivos laterales maxilares.

- Dilaceración de la raíz: ante esta curva o inclinación exagerada de la raíz, la pérdida de un diente deciduo es más compleja, aun así apenas hay incidencia de que ocurra en dientes de leche. Las dilaceraciones son más comunes a nivel de los dientes definitivos.

- Anquilosis del diente deciduo

- Idiopática: sin causa aparente.

Otras causas menos frecuentes que también representan un obstáculo para la erupción, y no siempre mecánico, pueden asociarse a patologías sistémicas como son: herencia, sífilis, raquitismo, anemia congénita, tuberculosis, trastornos endocrinos (hipotiroidismo), desnutrición, irradiación, displasia cleidocraneal, oxicefalia, síndrome de Gadner, enfermedad de Touraine (displasia estodérmica), síndrome de Albright (displasia fibrosa), querubismo, osteoporosis, progeria y acondroplasia [6].

La erupción retardada no tendrá nunca falta de movilidad, ni el sonido metálico que más caracteriza al diente anquilosado. La radiografía mostrará un periodonto continuo y el diente responderá a los movimientos con ortodoncia sin actuar como un anclaje. Como se ha descrito, lo que si se asociará a esta infraoclusión respecto al resto de dientes será un obstáculo mecánico. Las pruebas diferenciales no son complejas ya que percutir el diente para caracterizar su sonido no es una prueba que requiera mucho tiempo, esfuerzo ni perjuicio para el paciente. Ante la sospecha la mayoría de los dentistas y ortodoncistas recurren a estas pruebas para diferenciar los diagnósticos y poder establecer un plan de tratamiento con un pronóstico mas acertado. El problema surge cuando no hay sospecha por los testimonios del paciente y al ver la clínica se da por hecho que el diente continuará desarrollándose. La percusión como mínimo es imprescindible para que el diagnostico quede confirmado o descartado cuanto antes [3–5].

Además de estos factores locales y sistémicos que pueden provocar que el diente erupción de manera tardía. Se da un factor más a nivel sistémico, el fallo primario de erupción. Consiste en que la erupción se ve detenida, a pesar de haber una vía clara para ello, antes de que la corona haya penetrado en la mucosa oral o una vez lo haya hecho, es por esto que la clínica se acompaña de infraoclusión y puede ser confundida con la anquilosis [7].

Es una enfermedad rara, ya que su incidencia es menor al 0,06% en la población, y se produce por una mutación en el gen PTH1R, es genética y hereditaria en el 84% de los casos. A pesar de aparecer en varios dientes de la arcada, no se asocia a los otros desórdenes sistémicos anteriormente desarrollados [7].

Afecta a ambas denticiones, siendo más frecuente en la definitiva, y se presenta unilateral o bilateralmente, siendo esta última la forma más común. Los dientes posteriores son los que más exhiben esta patología, habiendo más de un diente que presente este problema en boca. Normalmente el diente más afectado y el distal a este son los que presentan el desorden. Este es el tipo II, el más típico, pero la infraoclusión también se puede dar en menor medida en el diente mesial al más afectado (que, en los casos más graves, puede no erupcionar por este fallo eruptivo) o se puede gar el tipo III en el cual los dientes mesial y distal al más afectado comparten clínica. El diente más afectado suele ser el primer molar [7].

El diagnostico diferencial con esta enfermedad es muy importante y debe ser previo a la ortodoncia ya que estos dientes corren un riesgo altísimo de acabar anquilosados si se ejerce una tracción sobre ellos. La extrusión ortodóntica debe ser totalmente evitada, para el tratamiento se valora cada caso individualmente pero las opciones serán intruir el resto de dientes o recuperar la altura oclusal mediante prótesis, se decide según la severidad de la infraoclusión [7].

Antes de empeorar el pronóstico de estos dientes con un tratamiento perjudicial como es la ortodoncia, se deben agotar el resto de posibilidades diagnósticas, al no ser un diente anquilosado, a pesar de la infraoclusión y ningún tipo de obstáculo para la erupción, el diente será móvil su sonido a la percusión similar a la del resto de dientes y su ligamento periodontal presentara continuidad en una radiografía. Además un gran diagnostico diferencial es la clínica, ya que la infraoclusión suele ser posterior, bilateral, y aparecer en más de un diente, sobre todo en los distales [7].

Consecuencias ortodónticas de la anquilosis.

Descubrir que existe un diente anquilosado una vez iniciado el tratamiento de ortodoncia se considera una complicación. Las anquilosis se asocian a determinados signos ortodónticos de la sonrisa, la mayoría derivadas de la clínica que representan: falta de movilidad e infraoclusión.

El grado de infraoclusión depende de la severidad y el tipo de daño que originó la anquilosis, pero también del tratamiento que se eligió para poner solución a este problema, además de cuándo se inició este tratamiento, en definitiva cuando se diagnostica el problema y se le busca solución. El tiempo de actuación es determinante ya que en pacientes infantiles se traduce en las distintas etapas de crecimiento y desarrollo [1,4].

Según la evidencia científica si la anquilosis se produce antes del crecimiento prepuberal (ronda los 10 años pero depende de cada niño) el riesgo de infraoclusión es severo, ya que aunque se tomen medidas para evitar las consecuencias de la anquilosis, el proceso alveolar también ve congelado su crecimiento. La detención localizada del crecimiento del hueso alveolar conlleva a su vez un déficit de tejidos blandos, además de una distorsión en su anatomía. Cuanto más graves sean las consecuencias más posibilidad de reabsorción radicular y pérdida dental, además en niños pequeños el metabolismo es más rápido y esta reabsorción se ve promovida. Si el diente es de leche la masa radicular será menor y el germen del definitivo contribuye a la reabsorción de esta más rápido, lo que quiere decir que las consecuencias no solo se centran en la infraoclusión si no también en la pérdida dental [4,8].

Si el paciente ha desarrollado su crecimiento óseo completamente, la tasa de reabsorción es más lenta, la raíz es de un diente definitivo y otorga más resistencia a dicha reabsorción. El proceso alveolar está desarrollado y no se frena su crecimiento, solo se remodela a merced de la nueva situación dental, pero de manera más lenta por ser el metabolismo más estable. La infraoclusión puede acabar siendo mínima, en este caso dependerá más de la causa que la origina [4].

La clínica de la anquilosis puede provocar o derivar en consecuencias que afectan al tratamiento de ortodoncia o que modifican el diagnostico a un paciente. se han clasificación según alteren la estética, función o en problemas relacionados con la malposición dental:

- Estéticas: ha quedado evidenciado que el sector que más casos de anquilosis presenta es el anterior, imprescindible en la estética de la sonrisa [2,4,5,8].
    - El parámetro estético más importante es la linea media superior. Como consecuencia de la anquilosis de una diente en una posición inadecuada la linea media se puede desviar con resultados perjudiciales para la estética [2]l.
    - También se ven afectados los bordes incisales y los bordes gingivales, que ven interrumpido su plano por la infraoclusión [2].
- Funcionales: derivan de la infraoclusión
    - Mordida abierta: la infraoclusión hace que se pierda el contacto con la arcada antagonista por lo que se define como mordida abierta. Esta consecuencia ocurre a nivel anterior y posterior indistintamente. Se puede ver agravada por malos hábitos y que los dientes adyacentes tiendan a aumentar dicho problema funcional [8].

- Defecto vertical de hueso y de tejido blando: como ya se ha desarrollado, al provocar la anquilosis que el diente no finalice su erupción, el alveolo ve detenido su crecimiento si el paciente aun está en desarrollo. Si el crecimiento había finalizado, el hueso se reabsorbe en concordancia con la nueva situación del diente. En el momento en el que existen cambios en el tejido alveolar, la encía se adapta a estos cambios, quedando reducida y distorsionada [2,4,5].

- Problemas de aumento o disminución de resalte: por la falta de movilidad del diente no hay compensación, el resto de dientes si pueden modificar su posición, aun así el diente anquilosado muchas veces lo impide o modifica la trayectoria. Esto desemboca en apiñamientos severos o malposiciones más graves [5].

- Mordidas cruzadas: se desarrolla por la falta de movilidad como en el caso anterior y a su vez la compensación también se ve impedida [5].

- Malposiciones dentales y consecuencia de estas: consecuencia directa de la infraoclusión

  - *Tipping* de los adyacentes: si la infraoclusión es muy severa, de manera que la corona del diente anquilosado queda por encima del tercio cervical de la corona clínica de los adyacentes, estos pueden sufrir una malposición. A consecuencia de la perdida de contacto los dientes adyacentes se inclinan hacia el espacio dejado agravando los apiñamientos y las versiones o rotaciones [2].

  - Extrusión del antagonista: por el mismo hecho que implica la falta de contacto, los dientes antagonistas a un diente anquilosado con clínica grave de infraoclusión se extruyen para recobrar la funcionalidad. La interrupción del plano oclusal, como ya se ha dicho también conlleva consecuencias estéticas [2].

  - Desgaste oclusal por sobrecarga: anta la falta de contacto de algunos dientes, el anquilosado por la infraoclusión o a los contactos alterados por las malposiciones de los otros dientes, se producen sobrecargas ya que la misma fuerza se apoya en menos piezas. En consecuencia determinadas piezas sufren desgastes (abrasión y abfracción) o trauma oclusal si los contactos son prematuros o interfieren en la función normal [8].

  - Erupción tardía. Las causas más comunes de erupción retardada de los dientes generalmente se localizan y son el resultado de uno o una combinación de los siguientes factores: (a) discrepancias en la longitud del arco del tamaño del diente; (b) retención prolongada o pérdida temprana del corresponsal de hoja caduca; (c) posición anormal de la yema del diente; (d) el presencia de hendidura alveolar; (e) dilaceración de la raíz; (f) anquilosis del diente; y (g) idiopática condición sin causa aparente.[3,9]

- Impactación: el propio diente anquilosado puede suponer un obstáculo para la correcta erupción de un diente, alterado su posición o en casos más severos, si se cruza totalmente en la trayectoria eruptiva, puede retener el diente provocando que quede incluido [2].

- Reabsorción de las raíces: también puede ocurrir que la trayectoria de un germen definitivo reabsorba la raíz del diente anquilosado, provocando su pérdida. Esto es uno de los motivos por los que el reimplante en dientes deciduos se desaconseja, ya que la alta probabilidad de anquilosis y a la presencia de dentición mixta hacen que el resultado del tratamiento pueda no ser duradero [2,4].

Evolución y tipos de tratamientos aplicables frente a un diente anquilosado

Como para todos los diagnósticos, no hay una sola solución terapéutica, siempre se pueden ofrecer al paciente varias alternativas en función de su colaboración. Además en estos casos hay que valorar la edad del paciente, el crecimiento, la gravedad de la clínica (infraoclusión) [1,8], las expectativas que tiene respecto al tratamiento [1] y sobre todo la economía del paciente ya que hay tratamientos que son una buena solución pero son temporales lo que hace que con el tiempo se tenga que invertir mas dinero. Todos se tendrá en cuenta y se comunicara de manera pertinente para que el paciente lo comprenda [8] y junto al profesional puede elegir un tratamiento u otro, ya que las recomendaciones, especialidad y experiencias previas en los tratamientos del clínico también son de gran peso para la decisión [1].

Las opciones terapéuticas consideradas a lo largo del tiempo se pueden desarrollar en las siguientes en función de la gravedad clínica:

- Tratamiento de urgencia ante el traumatismo: ante las intrusiones se reposiciona el diente y de mantiene un tiempo ferulizados buscando la revascularización [4]. Las avulsiones se pueden solucionar con el reimplante dental. Como ya se ha desarrollado, muchos factores externos dependen de que se logre la revascularización y el tratamiento no acabe en anquilosis. Debido a este pronostico dudoso, se debe complementar el tratamiento de urgencia con un seguimiento pautado a lo largo de las semanas y los meses para comprobar la vitalidad y movilidad del diente, además de realizar un diagnostico con radiografías si se sospecha de anquilosis [1,8].

- Seguimiento periódico: en casos muy concretos en los que la infraoclusión es muy leve y el diente está bien posicionado. No hay demasiado perjuicio estético por lo que si el paciente se muestra conforme, se puede restaurar la posición del resto de dientes y mantener la anquilosis controlada [1].

- Rehabilitación restauradora: en los casos en los que se confirma la anquilosis pero la infraoclusión es algo más evidente, de manera que el paciente no está cómodo con esta situación, se puede recurrir a la restauración de la altura oclusal con técnicas conservadoras [1,8].

    - En los dientes temporales se emplean composites para restablecer la altura oclusal, mas que por estética se hace para que no se produzcan movimientos indeseados el los dientes de leche antagonistas, pudiendo cambiar el patrón eruptivo, o también se hacen para evitar la extrusión del antagonista permanente.

    - En los dientes permanentes se pueden disimular las infraoclusiones con carillas de composite, si son temporales o con carillas de cerámica si el tratamiento busca ser más duradero. Para elegir entre una opción u otra se tienen en cuenta muchos factores como el desgaste dental que se puede realizar, la personalidad del paciente y las expectativas que tiene frente al tratamiento, la economía del mismo, el resultado estético buscado, por lo que si no se cuenta con gran experiencia en el campo de la estética es recomendable derivar al paciente para evitar el fracaso del tratamiento [1].

- Rehabilitación protésica: la extracción siempre ha sido un recurso muy valorado ante dientes anquilosados, para restaurar la pérdida con puentes fijos o con implantes [1,9]. Los problemas que presenta este tipo de solución se basan en la cantidad de hueso presente ya que como ya se ha desarrollado, ante la anquilosis el proceso alveolar ve congelado su crecimiento vertical. Además ante una extracción se produce una reabsorción fisiológica del hueso en todas las dimensiones. En sectores anteriores es muy importante la estética [9].

    - Los puentes fijos, además de soportarse a expensas de mínimo otros dos dientes, que muchos pacientes jóvenes no están dispuestos a dañar, no resultan estéticos por el gran espacio que hay que restaurar a nivel vertical. Una solución posible es recurrir a la resina rosa con un póntico en silla de montar, aún así el color de los tejidos blandos es mucho más cambiante que el dental por lo que esta opción acaba siendo la peor en cuanto a resultados estéticos e higiénicos [1].

    - Los implantes no encuentran el hueso necesario para mantener la estabilidad primaria [9] y, además, en pocas ocasiones se puede resolver este problema mediante la regeneración ósea vertical, ya que además de la perdida ósea hay una perdida en los tejidos blandos por lo que la altura que se puede conseguir no es mucha por el poco margen que ofrecen dichos tejidos [9]. Además hay que valorar esta opción solo en casos en los que los pacientes son adultos, ya que las cirugías para pacientes jóvenes conllevan demasiada morbilidad [8]. En vez de la extracción, hay ciertos casos en los que se realiza la decoronación (cuyo plan de tratamiento se desarrolla en otro capítulo) ya que es una buena opción para mantener el hueso temporalmente y más tarde colocar un implante postextracción tras eliminar dicho resto radicular [1]. La decoronación no es un tratamiento que siempre sea posible porque en muchas ocasiones el traumatismo conlleva una avulsión completa y no una fractura. Además se tiene que tener en cuenta que hay ocasiones en las que el traumatismo conlleva contaminación pulpar por lo que habría que realizar un tratamiento de conductos para evitar la infección que pueda provocar dicho resto radicular con la consecuente afección ósea si no se detecta de manera temprana [8].

- Autotrasplante: ante la pérdida del diente, al planificar el tratamiento ortodóntico se puede valorar la idea de autotrasplantar un premolar si van a ser necesarias las extracciones para compensar alveolodentalmente la clase esquelética. El pronostico de que este tratamiento acabe en anquilosis es dudoso. Se acompaña de menos factores que en un reimplante, ya que la extracción es cuidadosa y no abrupta por un traumatismo, las condiciones son asépticas y la conservación es óptima. Aún así el paciente debe ser prevenido de que si el ápice está cerrado no se puede garantizar la revascularización en un alveolo que estando cicatrizando, ha sido remodelado para que albergue una raíz tras una pérdida [1].

- Exodoncia seguida de cierre de espacios: es una solución ortodóntica, pero debido a su gran rechazo no se desarrollará junto a los demás tratamientos. La incidencia de los traumatismos es mayor en el sector anterior como ya se ha explicado, los resultados si se recurre a este tipo de tratamiento serán antiestéticos en la mayoría de los casos [10]. La línea media puede quedar desviada si no se realizan extracciones compensatorias, y en muchas ocasiones el paciente no acepta esta opción. Solo se tiene en cuenta en casos muy concretos en los que la compensación dental con extracciones es necesaria para tratar la clase esquelética [1].

Líneas de actuación en el tratamiento de dientes anquilosados con ortodoncia

A lo largo del tiempo se han seguido varias maneras de actuar ortodónticamente sobre los dientes anquilosados. Las opciones por las que se ha optado se basan en los siguientes principios para tratar el diente anquilosado:

- Reposicionamiento pasivo: es la primera opción que se barajó ante la anquilosis de un diente. El objetivo consistía en lograr que el diente erupcionara de nuevo de manera espontánea. Cuando se consiguió comprender la patogénesis de la anquilosis se llego a la conclusión de que esta espontaneidad sería inviable de manera fisiológica y, por lo tanto, eran necesarias intervenciones para intentar conseguirla. Es cuando se introdujo la idea de la luxación, al principio se luxaba el diente y se esperaba que esto causara una respuesta de reposición pasiva. Estos tratamientos ayudaron a comprender la fisiopatología de la anquilosis y esclarecieron que la intervención es necesaria [4,9].

- Reposicionamiento activo: pasada la fase anterior, el tratamiento parecía solo tener una posibilidad más y esa era la intervención. Para corregir la clínica, es decir la infraoclusión, se comenzó a intentar traccionar del diente anquilosado. El fracaso fue descubierto con rapidez pero también sirvió para emplear los dientes anquilosados como anclaje y así evitar el uso de microtornillos u otras opciones más dañinas en este tipo de pacientes. Se descubrió además una ventaja [11].

- Reposicionamiento inmediato: tras el fracaso de la tracción ortodóntica y la luxación y espera de una reerupción espontánea de manera individual, surgió la idea de que se podían combinar. Es como apareció en el plano de opciones de tratamiento la reducción quirúrgica. Además de funcionar reduciendo o corrigiendo por completo la clínica, los tiempos de actuación eran mínimos. En la actualidad ante la presencia de un diente anquilosado el tratamiento ortodóntico siempre debe contar con esto opción terapéutica [1].

ALTERNATIVAS TERAPÉUTICAS

Según la literatura las técnicas que se desarrollan a continuación son las más eficaces para conseguir reducir la clínica de los dientes anquilosados. Son técnicas rápidas, seguras y cuya relación coste-beneficio es muy buena.

En ortodoncia los trabajos publicados no gozan de amplia evidencia, ya que por los tiempos de actuación y la variabilidad de casos, no se pueden realizar muchos estudios. Las aportaciones sobre esta técnicas se han basado en casos llevados a cabo por profesionales.

OSTEOTOMÍA Y DISTRACCIÓN

Definición y antecedentes históricos

La distracción osteogénica es una técnica basada en la ingeniería de tejidos duros. El hueso se secciona quirúrgicamente de manera intencionada para, a continuación, separar los bordes conseguidos. La gradual separación da como resultado la formación de hueso nuevo ya que los fenómenos de reparación de ven estimulados [5].

Esta técnica surgió para reconstruir y corregir deformidades esqueléticas gracias al desplazamientos controlado y gradual del hueso. Ilizarov fue el primer profesional que aplicó este fundamento a la ortopedia a principios de la década de los 90. Se inició la técnica para mejorar parámetros a nivel craneofacial, con el tiempo Chin y Toth redujeron el campo de actuación para lograr el crecimiento vertical de los procesos alveolares [5,9,12].

Los problemas clínicos de la anquilosis dependen en gran medida de la ausencia de crecimiento del proceso alveolar, por lo que a nivel local la osteotomía y distracción tomó una gran importancia en las posibilidades quirúrgicas que se contemplan en la actualidad [8,9,12,13]

La técnica ha sido modificada a lo largo del tiempo por distintos autores. Se han respetado las fases y los tiempos pero la manera de aplicar la fuerza es la que se ha visto modificada [9].

Procedimiento técnico del tratamiento

La osteotomía y distracción es una técnica que puede seguir distintos procedimientos según el profesional, bien es cierto que hay una serie de protocolos que están justificados bajo la evidencia científica o la práctica clínica, y que deben ser realizados para poder asegurar un mínimo de predictibilidad en el pronóstico del tratamiento [5].

Se divide en dichos tratamientos, una primera cirugía en la que se realiza la osteotomía, que dará paso al periodo de distracción, a su vez dividida en distintas fases [5,9,12,14].

<u>Cirugía para la osteotomía</u>

La osteotomía, consiste en generar una herida en el hueso para estimular su reparación. Esta herida conlleva una cirugía programada [5,8,9,12,14].

Se suele realizar con anestesia local, normalmente con infiltrativas es suficiente. El anestésico de elección dependerá de la historia clínica del paciente ya que pueden existir reacciones alérgicas o interacciones si el paciente se medica [8].

Se realiza una incisión en la encía por encima del margen gingival, con el objetivo de evitar recesiones en los tejidos blandos, se suelen dejar un orden de 3 milímetros como máximo y 1 milímetro como mínimo, este grosor es preciso para mantener la integridad del margen y dependerá del biotipo gingival, de manera que cuanto más fino sea el biotipo y, por tanto, más friable el tejido, mayor margen se dejará desde el borde de la encía libre hasta la incisión realizada. La incisión se inicia en el diente adyacente y continua hasta el siguiente al que sufra la anquilosis. Por ejemplo si la anquilosis se ha diagnosticado en el incisivo maxilar central derecho, la incisión horizontal se extenderá del incisivo maxilar central izquierdo hasta el incisivo maxilar lateral derecho. A continuación se realizan una o dos descargas verticales. Las descargas deben respetar la dirección de la irrigación ya que se realizan para un mejor acceso y visibilidad pero deben ser conservadoras y no interrumpir la irrigación del colgajo. En pacientes en los que el biotipo gingival es muy fino, para evitar problemas con la vascularización del colgajo, se opta por extender el colgajo horizontal y evitar las descargas [5,9,12,14].

El corte en la cortical del hueso sigue la raíz del diente anquilosado (Imagen 1).

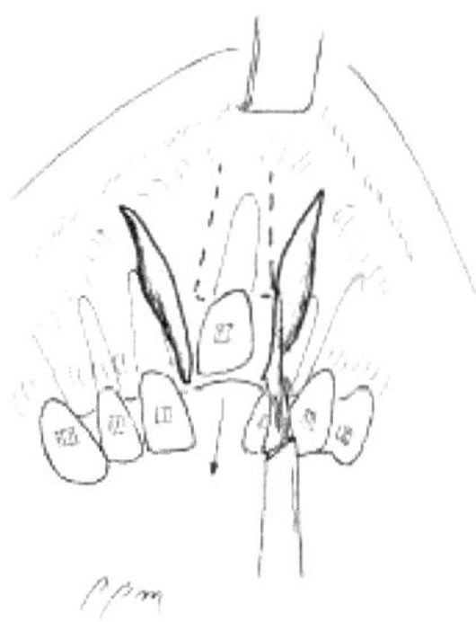

Imagen 1 [3]: Simulación de cirugía para osteotomía.

Siempre hay que hacer un buen estudio previo radiológico, a ser posible con tomografía computarizada de haz cónico (CBCT) para poder contar con un visión en tres dimensiones de la localización de dicha raíz. En muchas ocasiones, el ápice, puede estar en contacto o incluso impactado en una estructura anatómica importante como las fosas nasales, el seno maxilar o el nervio dentario mandibular a cualquier nivel de su recorrido. La incisión debe respetar unos márgenes de seguridad para asegurar que el hueso que se va a distraer va a incluir en su trayecto a la raíz dental. Estos márgenes difieren según los autores y según los casos. Se tendrá en cuenta el espacio disponible ya que hay casos con apiñamiento en los que la discrepancia oseodentaria es negativa y casos con diastemas en los que los márgenes pueden ser mayores. Normalmente, si se hace un buen diagnostico y por tanto una buena planificación, se distribuyen todos los demás dientes en la arcada dejando el espacio correspondiente al diente anquilosado, por tanto los márgenes en la cortical podrán ser respetados al hacer la incisión. Estos márgenes también difieren entre autores pero se ha podido establecer que serán entre 3 y 5 milímetros desde la raíz. Se realizan 2 incisiones verticales separadas de las caras interproximales radiculares y se unen apicalmente a esta también guardando los márgenes. Es importante recalcar que en todos los casos la incisión solo puede ser realizada a nivel bucal. Las incisiones a nivel palatino son peligrosas debido a la gran cantidad de paquetes vasculonerviosos que lo atraviesan y en la zona lingual ocurre lo mismo a nivel del suelo de la boca [8,14].

Tras la realización de la osteotomía se procede a instalar el distractor. Para la distracción existen numerosas técnicas que serán explicadas junto a casos clínicos concretos para apoyar en la evidencia su modo de acción. En resumen se pueden realizar distracciones con cualquier tipo de aparato que aplique una fuerza de tracción, ya sean brackets y cadenetas elásticas o metálicas, arcos con coils o dobleces, muelles... o también se pueden usar distractores que requieren de la activación por parte del paciente día a día. Son mecanismos metálicos que cuentan con una rueda que al girarla provoca la separación de los extremos [5,8,12].

Una vez se termina todo el proceso de colocación de la técnica de distracción mas apropiada para el caso, la cirugía se finaliza con la sutura del colgajo elevado. Las indicaciones que se le da al paciente son como para cualquier cirugía, se basan en la higiene, los cuidados pertinentes para evitar la hemorragia y en la prevención y control de la inflamación y el dolor guardándose de cambios de temperatura extremos en los primeros días [8,13].

Fases del proceso de distracción.

La osteogénesis por distracción consta de 3 períodos secuenciales: latencia, distracción y consolidación. Se desarrollan de manera continuada pero no se pueden solapar.

- *Fase de latencia*: es el periodo desde que se practican las osteotomías en la cortical del hueso hasta que comienza a ejercerse la fuerza de tracción, es te tiempo permite que se inicia la formación del callo óseo, es decir la reparación ósea frente a la herida provocada. Distintos autores han hablado sobre el tiempo de latencia que se deja para que comience dicho proceso de curación fisiológica: hay discrepancias ya que algunos solo dejan pasar 3 [13] o 4 días [8], mientras que la mayoría espacias la cirugía y la distracción un total de 7 días [5,9,12,14]. Lo mas recomendable es dejar un periodo de una semana ya que se establecen más puentes óseos entre los bordes de la osteotomía y se ve favorecida la cicatrización de tejidos blandos. Una buena curación de los tejidos blandos implica que las posibilidades de que se produzcan dehiscencias o recesiones disminuyan. Esto es muy importante ya que la mayoría de tratamientos de este tipo se realizan en dientes del sector anterior donde prima la estética.

- *Fase de distracción*: durante este periodo de tiempo se inician la fuerzas que separaran los bordes de la herida. Gracias a la fase de latencia se establecen puentes óseos que contienen células osteogeneradoras, al distanciarse poco a poco, no se finaliza la curación por lo que dichas células deben mantener su actividad reparadora, que acaba por ser generadora de nuevo hueso. Las fuerzas siempre son de tracción e inicialmente, en la mayor parte de los casos, en una sola dirección, pudiendo ser esta vertical (la más común para solucionar los casos severos de infraoclusión) u horizontal. Las distintas formas de hacer la distracción se desarrollarán junto a los casos clínicos concretos para apoyar más su método de actuación. Esta fase siempre suele contar con unos milímetros más que dan margen para posibles recidivas, este acto se conoce como sobrecorrección.

- Fase de consolidación: las fuerzas de distracción remiten, se ha logrado que el diente anquilosado alcance el plano oclusal o la posición deseada en la arcada a nivel horizontal. En este periodo de tiempo se permite la maduración de nuevo hueso formado. A nivel microscópico en unas 6 semanas [10] ya se forma un callo óseo mineralizado, pero la curación y maduración por completo se puede extender a los 6 meses [5]. Estos periodos de tiempo son tan distintos porque siempre dependerá del caso, ya que hay que contar con factores locales: como los milímetros de hueso nuevo conseguido o el tiempo de distracción; y con factores sistémicos: como el metabolismo óseo o el crecimiento que depende de la edad del paciente.

Indicaciones

- Infraoclusión moderada: restaurar el nivel vertical de hueso a la vez que se conserva la estética de los tejidos blandos. En los casos en los que la infraoclusión es muy severa los tejidos blandos no se distienden lo suficiente como para obtener resultados estéticos [8].
- Anquilosis severa: en la que el ligamento periodontal se ha fusionado por completo y no por las caras de la raíz que muestran más posibilidad de anquilosarse (vestibular y palatina) [3].
- Es adecuado para los casos en los que el paciente muestra crecimiento, crecimiento residual y también para los pacientes que ya no están en esta etapa. Bien es cierto que es mejor aplicar este tratamiento cuando ya no hay ningún tipo de crecimiento, ya que así se evitar recidivas. Además, al estar todos los dientes erupcionados se pueden calcular mejor los espacios que hay que dejar, sin confiar en que la trayectoria de erupción que siga un diente sea exactamente la planificada [8,9,13]
- Es un tratamiento válido tanto para problemas esqueléticos como también para problemas dentoalveolares [8,12,13].

- Está recomendado en casos en los que la reabsorción radicular derivada de la anquilosis está presente. Con esta técnica al arrastras la raíz encapsulada en el hueso hay menor riesgo de que se agrave la reabsorción [8].
- Distalar dientes: además de la distracción vertical, que es la más usada para recuperar el nivel con el plano oclusal y por tanto solucionar la infraoclusión, también se puede emplear esta técnica en sentido horizontal. Normalmente se emplea en caninos que además de estar anquilosados erupcionaron en una posición ectópica [13].
- Dientes incluidos o impactados: como en el caso anterior las piezas con más posibilidad de sufrir esta retención mecánica son los caninos. Estas piezas pueden quedar anquilosadas con el paso del tiempo, sobre todo en pacientes mas mayores que están cerca de terminar el crecimiento. La distracción sería aplicable para solucionar estos casos. [14]

Contraindicaciones

- Problemas del metabolismo óseo: en determinados pacientes los procesos de reparación se ven afectados como consecuencia de patologías sistémicas [13].
- No se puede hacer en casos del sector anterior en los que la anquilosis es muy severa y por tanto la distancia al plano oclusal también, porque los tejidos blandos no permiten desplazar el bloque óseo tanto, quedando recesiones [10].

Ventajas

- Rapidez en el tratamiento: el movimiento es rápido el bloque de hueso con la raíz se traslada entre 0,6 y 0,9 milímetros por cada activación del distractor [8,12,13].
- Mantenimiento de la irrigación: el bloque dentoóseo mantiene la vascularización a pesar de la osteotomía. El periostio vestibular ve interrumpido el suministro de sangre pero se compensa con la aportación de los suministros del periostio lingual y de la mucosa. Este hecho también promueve el mantenimiento de la vitalidad dental en la mayoría de los casos [9,10,12].
- Mantenimiento del nivel óseo y osteogénesis: con esta técnica es altamente improbable que se reabsorba hueso, es más con la distracción se crea hueso nuevo de manera satisfactoria, tras la estimulación de las células osteogénicas de la herida. Se soluciona así la falta de crecimiento vertical de hueso alveolar. Esto no podría verse cumplido con técnicas en las que el diente anquilosado se exodoncia y se coloque un implante, ya que siempre, en mayor o menor medida, hay perdida ósea marginal alrededor del implante [5,12]
- Remodelación de tejidos blandos: los tejidos blandos poseen cierta versatilidad a la hora de seguir los movimientos óseos. Se garantiza de esta manera que el resultado sea estético, ya que en el sector anterior este hecho ocupa un lugar relevante en la escala de prioridades a cumplir. También como ya se ha referenciado la mucosa representa un aporte sanguíneo para el bloque a distraer [5,10,15].

- Respecto a las maneras que existen para aplicar la fuerza de distracción, cada uno representa unas características de actuación:
  - Al realizarse la distracción mediante aparatología ortodóntica como arcos, elásticos o ligaduras, la distancia conseguida no es tan predecible y los movimientos son más lentos, tardando entre 2 y 6 semanas según la gravedad [12]. No se necesita la colaboración del paciente y los movimientos del bloque se pueden realizar en los 3 planos del espacio, controlando así posición vertical, tip y torque [5,10].
  - Con el distractor el calculo de la fuerza obtenida es más preciso además de ser las fuerzas continuas. Aunque no se puede emplear para mover el diente en las 3 dimensiones, puede ser usado como anclaje esquelético para otros movimientos de mesialización o para cierre de espacios [14].
- Menos posibilidad de recidiva: los pacientes que reciben este tratamiento han completado su crecimiento, por lo que la remodelación del hueso neoformado es mínima, reduciendo las posibilidades de recidiva. Se recomienda el uso de retención pero si no se colocara la posibilidad de recidiva es menor que con otras terapias [10].
- Reabsorción radicular: a pesar de que la fusión entre hueso y raíz sea tan grave como para existir una evidente reabsorción radicular, se puede hacer la distracción debido a que no aumenta la gravedad de dicha reabsorción porque es un bloque dento óseo [9]

Desventajas

- Heridas en el vestíbulo: la aparatología o los distractores son dispositivos más robustos que los brackets habituales. Pueden producir roces en la mucosa vestibular [12].
- Retención de placa: dicha aparatología es un nuevo reservorio de placa, por lo que se debe insistir a los pacientes en la especial atención a la higiene [12].
- Recesiones encía: en infraoclusiones graves, en las cuales la detención del crecimiento del proceso alveolar se produjo de manera temprana por lo que los tejidos blandos deberían distenderse en exceso. En estos casos la encía no posee la versatilidad suficiente y se pueden provocar recesiones antiestéticas por la imposibilidad de distensión de los tejidos [9].
- Valoración de la intervención: en el caso de los distractores utilizados para mover los segmentos óseos, se tendrá en cuenta a la hora de explicar las ventajas e inconvenientes de cada opción al paciente, que son voluminosos, caros y difíciles de colocar en la región dental. Además de eso, se necesita una segunda cirugía para eliminarlos [5].
- Crecimiento: como ya se ha explicado, los pacientes en crecimiento tienen mas probabilidad de recidiva. Con asiduidad los pacientes que acuden a la consulta con una edad temprana quieren resultados en ese momento y buscan rapidez. A veces, por la situación clínica, es mejor esperar a tratar el diente, esta decisión debe ser explicada al paciente de manera que entienda que si el tratamiento se aplica mas adelante los resultados aunque no sean mas inmediatos serán de una duración mas predecible a lo largo del tiempo [5,15].

- Complicaciones de la distracción: en determinadas situaciones, los movimientos son menos rápidos que la formación y maduración del callo óseo. En estos casos los bloques se pueden reanquilosar y hay luxarlos para continuar con la distracción [14].

Casos clínicos

La mayoría de casos clínicos presentaban una clase II esquelética y dental con división primera. Este tipo de maloclusión tiene una mayor incidencia de traumatismo por el aumento de resalte que lleva implícito. Los otros casos fueron clase I esquelética y dental y solo uno clase III. Todos los dientes anquilosados fueron del sector anterior destacando los incisivos centrales.

La causa coincidió en todos los casos. La anquilosis se había producido como consecuencia de un traumatismo pasado.

Como ya se ha indicado anteriormente, todos los profesionales que recurren a esta técnica emplean las mismas bases científicas, ya que respetan los tiempos establecidos de las fases y sus objetivos son similares. La técnica en si se ve modificada respecto a la manera de aplicar las fuerzas.

Distracción mediante elementos externos: distractores

Los distractores son aparatos que se implantan durante la cirugía de osteotomía. Requieren activaciones por para del paciente por lo que este debe mostrar colaboración, además de mostrar una buena higiene porque este elemento externo es una área nueva para la retención de placa.

El tratamiento con distractores presenta dos claras ventajas, el control sobre el movimiento, ya que todos los días las fuerzas son equivalentes y la distancia es la misma y la rapidez del movimiento. Se pueden conseguir grandes movimientos en poco tiempo.

Las desventajas se centran en que los distractores solo consiguen mover el diente en una dirección ya sea vertical u horizontal pero no tienen en cuenta la inclinación.

Caso 1

En el caso presentado por Kofod y Melsen [8], la paciente de 13, 5 años había completado su crecimiento por completo y su diagnostico fue de clase II esquelética y dental división primera por tener un resalte aumentado 8 mm. Presentaba anquilosis en el 21 porque había sido avulsionado y reimplantado (Imagen 2).

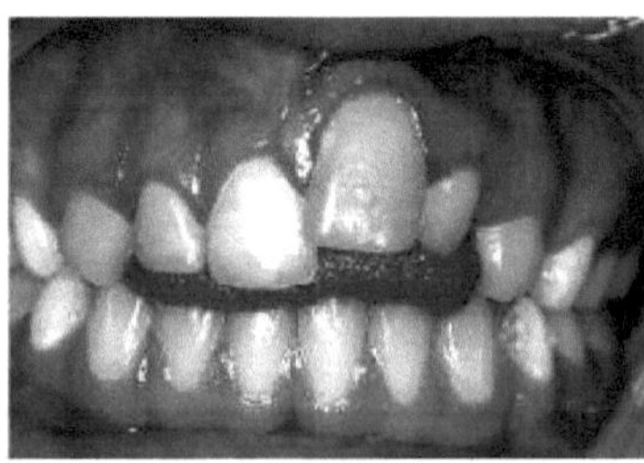

Imagen 2 [8]: Estado previo tratamiento.

En una primera fase se distaló toda la arcada mandibular para solucionar el apiñamiento anterior y la clase II, se usó el diente anquilosado como anclaje para la distorrotación. Una vez creado el espacio se empleó un distractor colocado a la vez que la cirugía de osteotomía. A la vez que los cortes en el hueso se tuvo que hacer una apicectomía porque el diente anquilosado presentaba una infraoclusión muy severa y para respetar los márgenes de la raíz se habría dañado la fosa nasal con la osteotomía (Imagen 3).

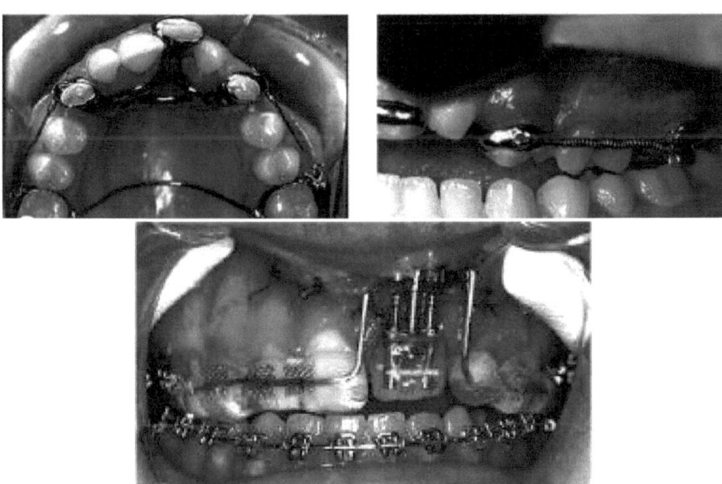

Imagen 3 [8]: Secuencia de tratamiento.

El distractor se activó pasado un periodo de latencia de 4 días y la fuerza fue continuada durante 11 días, con una separación de 0,9 milímetros por jornada. Una vez obtenida la reposición del diente anquilosado en el plano oclusal se colocaron venners estéticos para mejorar las diferencias de color.

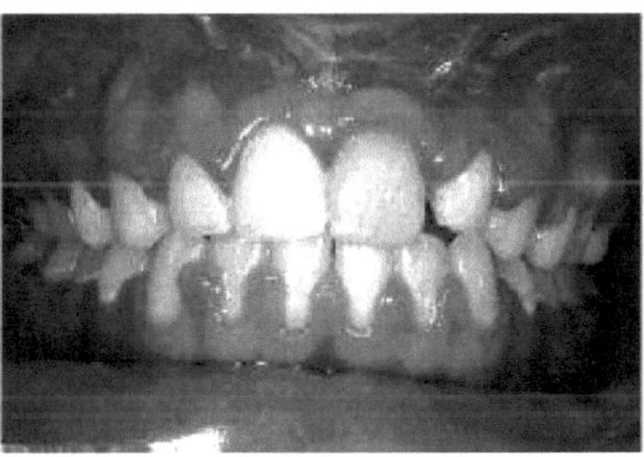

Imagen 4 [8]: Resultado final.

Caso 2

El caso de Kinzinger et al. [12] fue el único que se diagnosticó como case III y se acompañaba por una mordida abierta agravada por la infraoclusión del diente anquilosado. El diente anquilosado fue un incisivo central derecho.

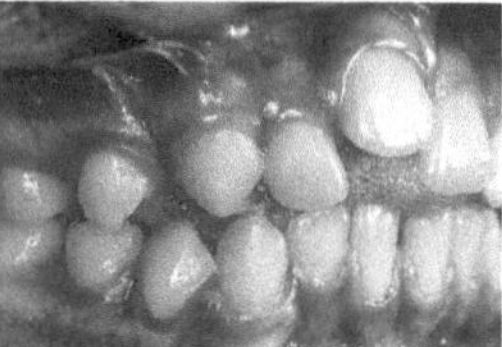
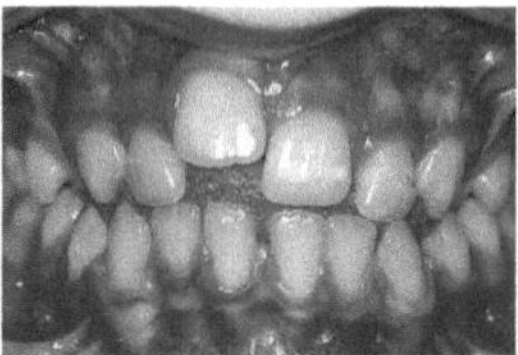
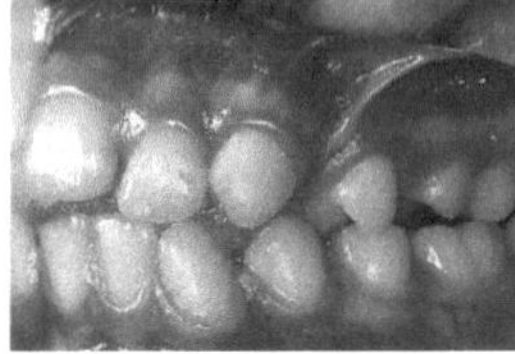

Imagen 5 [12]: Imágenes intraorales pretratamiento

Para lograr los objetivos del tratamiento la primera fase consistió en mesializar el maxilar y tras lograr la distancia interradicular necesaria para la distracción, se realizo la osteotomía. Tras un periodo de latencia de 7 días se activó el distractor dos veces al día de manera que la distancia era de 0,6 milímetros cada vez. El proceso duro 8 días por lo que la distracción final fue de 4.5 milímetros. Los resultados fueron estéticos y se conservó la vitalidad del diente anquilosado.

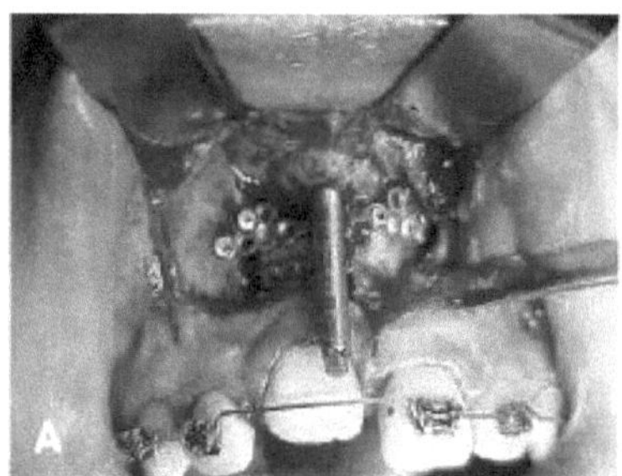

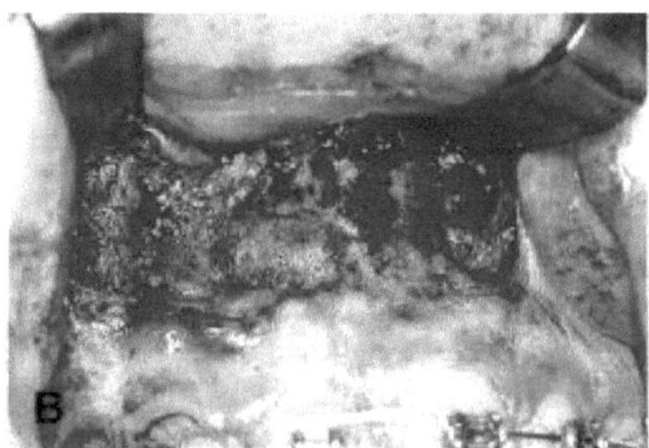

Imagen 6 [12]: Cirugías para: A) la colocación del distractor y B) la remoción.

Caso 3

El caso presentado por Wilmes y Drescher [14] destaca por ser el único en la que la distracción es horizontal. Se trata a dos pacientes de 16 y 19 años con un diagnostico de anquilosis en uno de los caninos maxilares. El diagnostico se descubrió durante la ortodoncia al no responder estos dientes a las fuerzas ortodónticas aplicadas. Los distractores empleados tras las osteotomías se anclaron mediante mini-implantes (Imagen 7) o imbricado en una placa de Schwarz. Tras un periodo de latencia de 5-7 días se empieza a hacer una distracción de 0.5 mm al día para mover los caninos, se tarda de media 43 días y el desplazamiento es de 17 milímetros en uno de los casos y de 14 milímetros en el otro. Los autores destacan como ventaja del uso del distractor la importancia de que la distancia sea la misma cada día para que se cree hueso y se conserven los tejidos blandos.

En uno de los casos la raíz del canino estaba muy inclinada por lo que se empezó a enderezar con ortodoncia antes de acabar la distracción. Ambos dientes conservaron la vitalidad pero este último mostraba una respuesta más tardía.

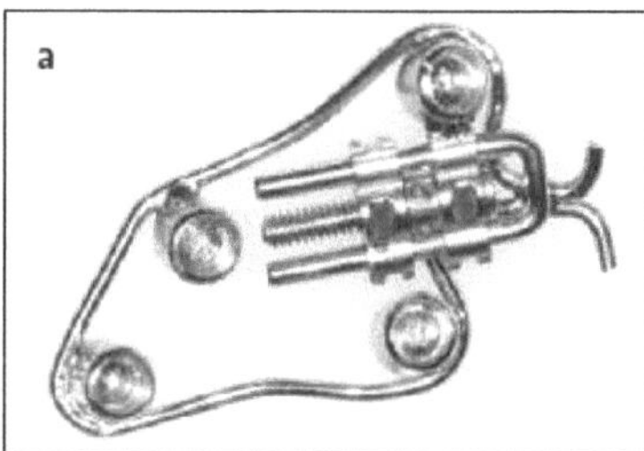

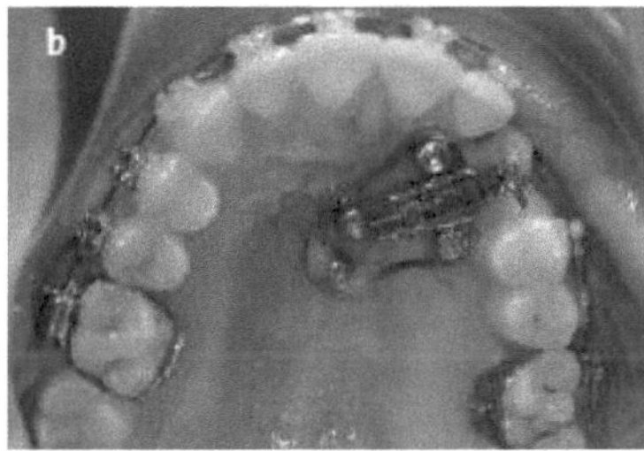

Imagen 7 [14]: Distractor fijado con mini-implantes.

Distracción aplicada mediante elementos ortodónticos

En los casos que se han reunido para este apartado, las fuerzas para la recolocación de los dientes anquilosados se ejercen a partir de elementos ortodónticos como arcos modificados con coils, o T, elásticos, cadenetas...

Los diagnósticos coinciden en que el problema dental del diente anquilosado no solo es la infraoclusión que hace que se desvíe del plano oclusal, si no que esta mal posicionado en otras dimensiones que afectan al tip y al torque. De esta manera los movimiento pueden ser dirigidos para solucionar los problemas en estas tres dimensiones, se corrige la linea media desviada, logrando resultados estéticos y se consiguen un torque y un plano oclusal consonantes con el resto de la arcada.

Los movimientos son mas lentos por lo que el tiempo de tratamiento será mayor, aunque también representa una ventaja para conservar la vitalidad dental. Las posibilidades de recidiva son mayores por lo que se recomienda en todos los casos que se apliquen los tratamiento cuando el paciente cese el crecimiento.

Caso 1

El caso presentado por Medeiros el al. [3] tuvo un diagnostico idéntico al caso de Kofod y Melsen [8] en clase dental, esquelética y resalte. También coincidió la anquilosis severa del 21 (Imagen 8).

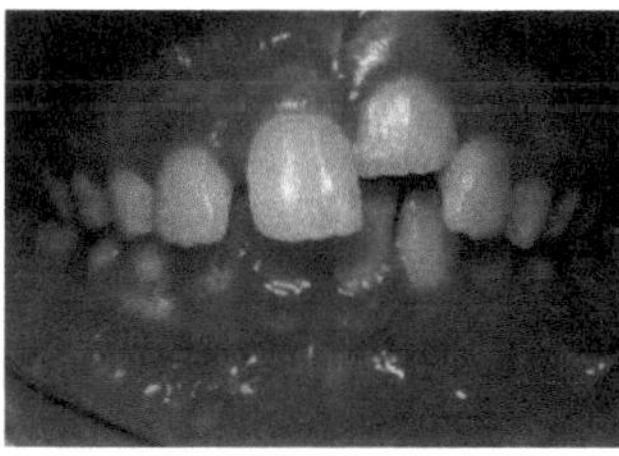

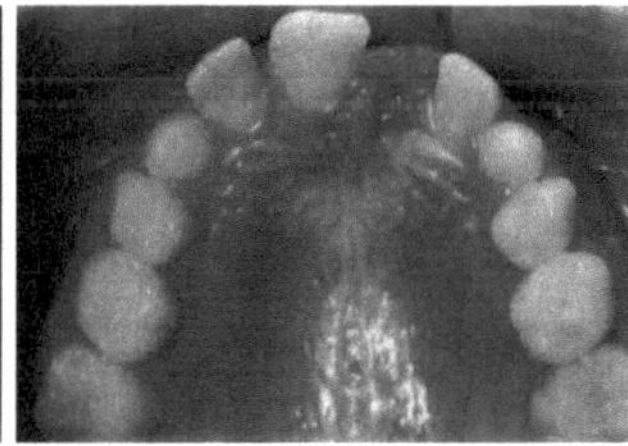

Imagen 8 [3]: Caso clínico previo al tratamiento.

Solo se distingue el caso en la edad del paciente, en este caso 10 años y en la forma de proceder con las fuerzas de distracción. Tras la colocación de los demás dientes y la creación de espacios, el segmento dentoóseo obtenido tras la osteotomía fue traccionado con un arco durante 4 semanas (Imagen 9).

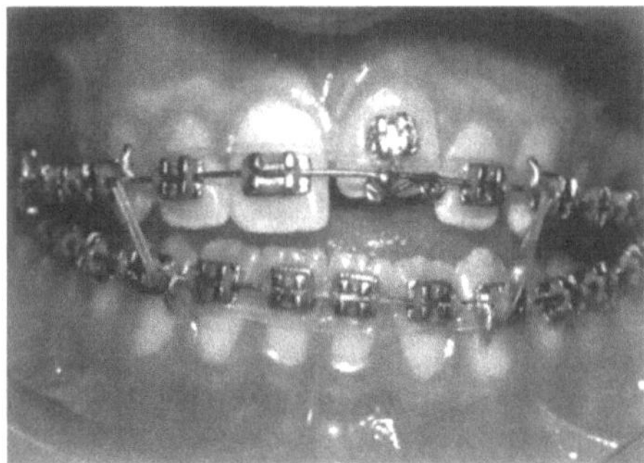

Imagen 9 [3]: Tratamiento durante la fase de tracción.

Tras este mes la posición vertical obtenida fue consonante con el plano oclusal y no hubo recidivas (Imagen 10). El paciente mostraba crecimiento cuando fue tratado, bien es cierto que el autor recomienda la espera a finalizar las fases de desarrollo.

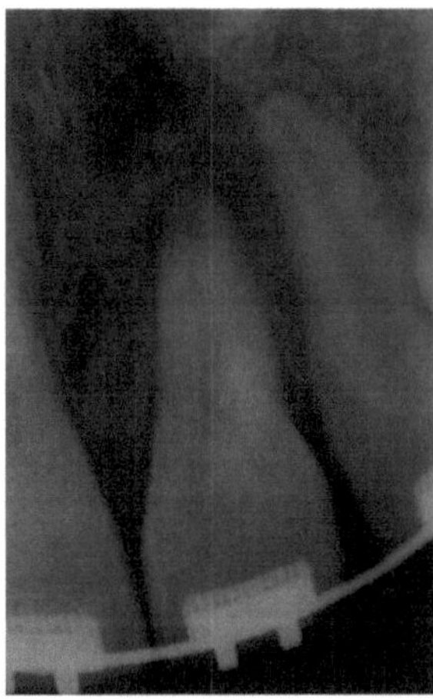

Imagen 10 [3]: Estado tras 8 meses desde el fin de tratamiento.

Caso 2

Ohkubo et al. [9] presentaron dos casos en los que la anquilosis se produjo en el sector anterior. El primer caso era una niña de 14 años con anquilosis en el 21 y el segundo un niño de 15 años con anquilosis en el 21. La manera de proceder fue la misma en ambos. Se realizó la osteotomía y la diferencia la marcó la manera de aplicar las fuerzas de distracción entre 7 y 11 días después. Se usaron brackets con un arco de titanio cuadrado con doble T (Imagen 11).

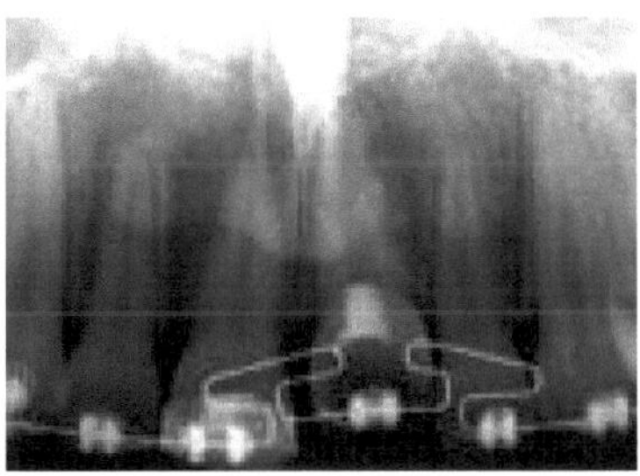

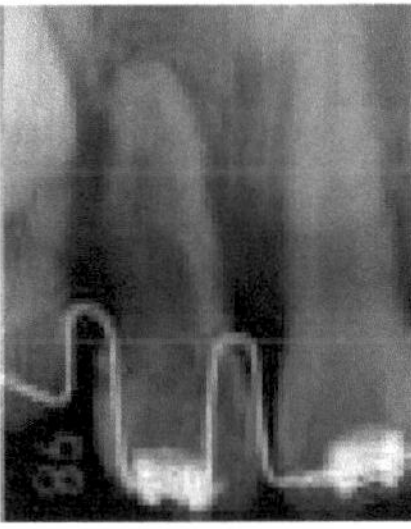

Imagen 11 [9]: Radiografías periapicales tomadas tras la osteotomía y con el arco colocado en distintas posiciones según el movimiento a realizar.

La ventaja fue que el movimiento se pudo controlar en las 3 dimensiones según las modificaciones que se aplicaban al arco (activaciones una vez a la semana o cada 2 durante seis semanas en un caso y siete en el otro), además se conto en las 4 semanas finales con elásticos para mejorar la posición. Las fuerzas se aplicaron un total de 10 semanas y la formación de hueso se produjo seis semanas más tarde. Además de resolver la infraoclusión se corrigieron tip y torque.

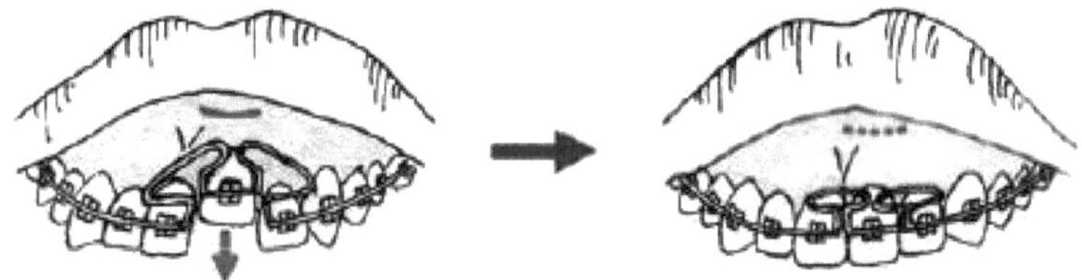

Imagen 12 [9]: Esquema de fuerzas a seguir para realizar el movimiento.

La variación también cuenta con inconvenientes ya que las fuerzas no son continuadas y dependen de la activación del arco. en ambos casos se aplico retención a pesar de haber finalizado el crecimiento, es muy importante por la alta posibilidad de recidivas.

Caso 3

El caso que reportaron Tocolini et al. [5] mostró la anquilosis en el 11 en una paciente de 17 años, ya no presentaba crecimiento. El diagnóstico ortodóntico fue una clase II dental con división primera. El diente anquilosado además de infraoclusión estaba muy vestibulizado (Imagen 13) por lo que, tras la colocación de los demás dientes en una primera fase de creación de espacios, en la segunda fase se realizó la osteotomía. Tras 7 días de latencia se aplico un arco de TMA con dos elásticos hasta los molares por lingual. Las fuerzas de 320 N por elástico se aplicaron durante 15 días, consiguiendo en este tiempo lingualizar y extruir el diente hasta coincidir con el plano oclusal. para centrar la linea media se tuvo que colocar otro arco de NiTi con dos coils del 11 al 16 durante 2 meses (Imagen 14).

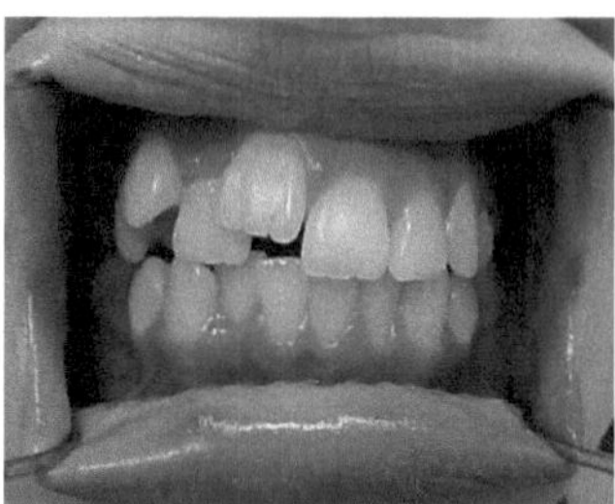

Imagen 13 [5]: Diagnóstico inicial.

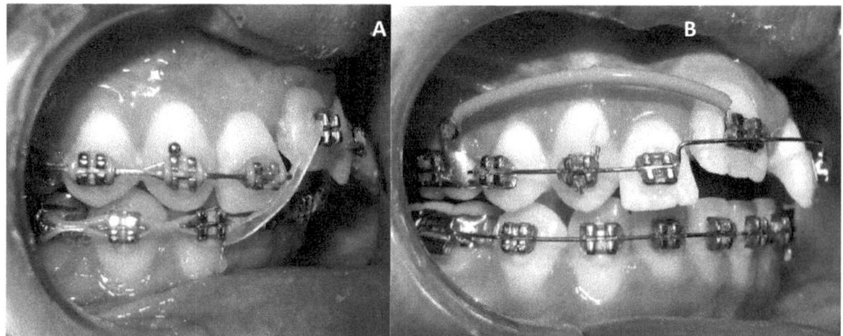

Imagen 14 [5]: Fases durante el tratamieto: A) Tracción con elásticos tras la osteotomía y B) Arco de NiTi con coils para enderezamiento mesial.

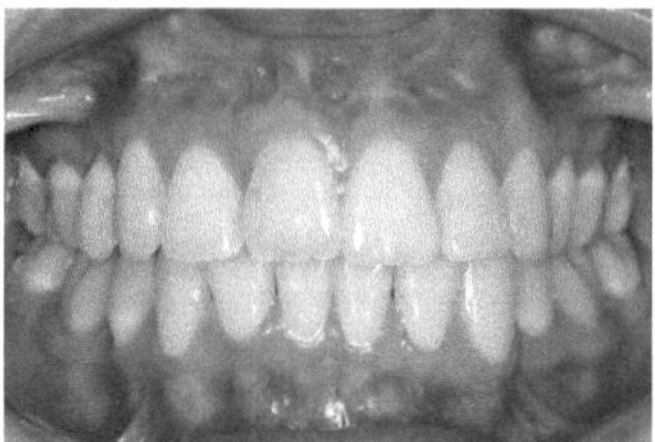

Imagen 15 [5]: Resultado postratamiento.

Caso 4

En el caso reportado por Isaacson et al. [15] el diente anquilosado fue el 21, con una infraoclusión de 4 mm. La paciente de 12 años, no mostraba problemas esqueléticos, la clase diagnosticada fue I pero sí existía compresión palatina por lo que los caninos estaban impactados. En una primera fase se expandió el maxilar, tras la creación de espacio se paso a la segunda fase en la cual se realizaron dos cirugía a la vez, el acceso a los caninos incluidos (tras la expansión se habían desimpactado) y la osteotomía del diente anquilosado (Imagen 16). La distracción comienza tras 2 semanas de latencia. Se hace con elásticos de cadeneta durante cuatro semanas y se coloca un arco de estabilización dos semanas más. A las 6 semanas se consigue la reposición de 4 mm además de una lingualización para corresponderse con los otros dientes.

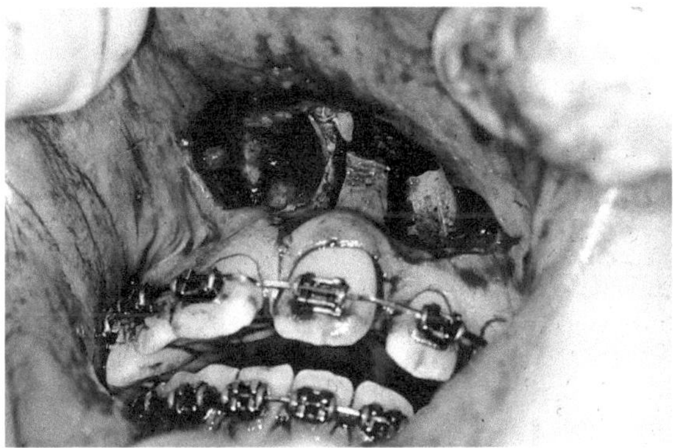

Imagen 16 [15]: Cirugía para la osteotomía.

Caso 5

El caso presentado por Chang et al. [10] refirió la clínica de un paciente de 21 años con clase I molar y clase II canina. Se acompañaba de mordida abierta agravada por anquilosis en el 21 desde los 8 años, el 11 estaba descolorido y necrótico a consecuencia del traumatismo pero en su posición. El 22 se perdió por avulsión. Tras la primera fase de colocación del resto de raíces para dejar espacio, se hace la cirugía de osteotomía vestibular, el colgajo se hace 2 mm por encima del margen gingival. Destaca la buena planificación de la cirugía por estar el ápice a 5 mm del suelo de la fosa nasal (Imagen 17).

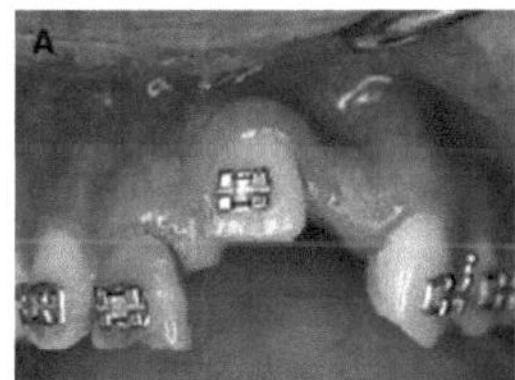

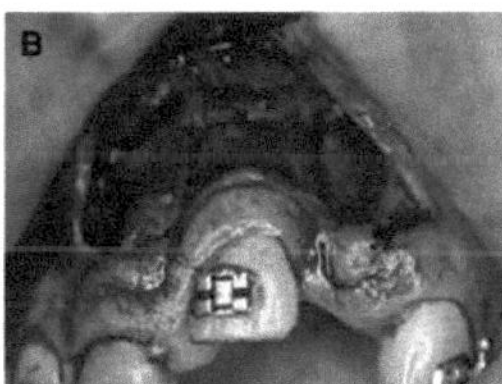

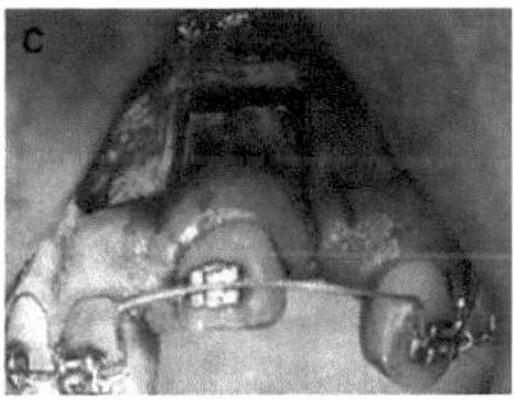

Imagen 17 [10]: Secuencia de tratamiento durante la cirugía: A) Estado inicial B) Elevación de colgajo C) Osteotomía.

Se dejó 1 semana de latencia, la distracción se inició con una goma hasta el arco. En 5 semanas se obtuvo el descenso vertical requerido y se estabilizó el diente con un arco y elásticos intermaxilares para linearlo con los otros en otras direcciones. Se hace la endodoncia para que el resultado sea mas duradero. Para restaurar el color del 11 y la pérdida del 22 se hace un puente de 11 a 23.

TRACCIÓN Y LUXACIÓN QUIRÚRGICA

La luxación quirúrgica de los dientes anquilosados se hace con el objetivo de romper la anquilosis y forzar mediante la tracción quirúrgica una erupción adicional o realizar la extrusión del diente. La técnica se realiza de manera que se interrumpa el área de anquilosis pero manteniendo el suministro de sangre periapical para que la reacción inflamatoria que se produce como respuesta al estimulo que representa la tracción, pueda inducir la formación de un nievo ligamento en el área de anquilosis modificada. El diente anquilosado puede ser reintervenido si a los 6 meses no se muestran cambios y si la segunda luxación tampoco da resultados se opta por la extracción.

Procedimiento técnico del tratamiento

La cirugía es rápida y se hace bajo anestesia local infiltrativa. El diente anquilosado se luxa quirúrgicamente con botadores como si se fuera a extraer, lo que se busca es recuperar la movilidad ligera, pero no hay que luxarlo demasiado porque hay que mantener la vitalidad. No se recomienda realizar una sindesmotomía previa porque la eliminación de las fibras gingivales de esta manera puede derivar en recesiones antiestéticas. Acto seguido se coloca un elemento ortodóntico para iniciar la tracción, no hay periodo de latencia pero las fuerzas no son iguales en todo momento, van de menos fuerza a más, y algunos profesionales también varían el tiempo de aplicación.

A tener en cuenta respecto al tratamiento

- Si la tracción no muestra resultados con cambios en la posición del diente en 6 meses es que se ha reanquilosado y el tratamiento no funciona [11].
- La tracción del diente Implica una mínima distracción por lo que se crea hueso al que siguen los tejidos blandos [2]
- Para solucionar las mordidas abiertas, también se pueden usar mini-implantes para anclarse e intruir el sector posterior. Muchos pacientes no aceptan esta alternativa por lo que los resultados se ven limitados [2].
- La retención es muy importante en estos casos para estabilizar el tratamiento y garantizar unos resultados más duraderos [2].

Indicaciones

- Intrusión severa: casos en los que el diente se ha impactado por completo o casi en la totalidad del hueso. Los tejidos blandos se pueden mejorar con injertos o reposición. El diente se luxará buscando la extrusión [11].
- Ausencia de reabsorción radicular: el diente anquilosado, en su proceso de fusión con el hueso, puede mostrar reabsorción de las raíces, si esto sucede, con la tracción esta reabsorción se vera peligrosamente agravada [11].
- Mordida abierta: otras opciones terapéuticas como los implantes o la prótesis fija dentosoportada, no quedarían bien estéticamente o no se podrían colocar por la falta de proceso alveolar a nivel vertical. Con la tracción del diente para extruirlo se consigue un mínimo crecimiento óseo y de tejidos blandos [2].

Desventajas

- La luxación implica un proceso de reparación que generalmente da como resultado la recurrencia de la anquilosis. En muchas ocasiones hay que reintervenir para lograr el objetivo de tratamiento y en la mayoría a pesar de modificar la posición se vuelve a producir la anquilosis [2,5]

Casos clínicos

Caso 1

El caso reportado por Takahashi et al. [11] muestra a un niño de 11 años con clase I molar y clase III canina en la que el resalte está invertido. Se presenta una infraoclusión en el 12 que se encuentra anquilosado. El 42 también sufre anquilosis pero en la ortopantomografía realizada para la planificación se observa que el paciente posee una raíz muy reabsorbida por lo que se extrae el diente para poder colocar un póntico en su lugar, ya que no soportaría una corona por la poca relación corono-radicular.

El paciente comenzó el tratamiento de ortodoncia con la colocación de los dientes mandibulares y maxilares para crear espacios, en una segunda fase se luxo el 12 y se tracciono de el con una cadeneta metálica de NiTi bastante potente. Las fuerzas no fueron suficientes y se tuvo que volver a luxar el diente ya que se reanquilosó. No se tuvo que tener en cuenta la vitalidad porque el diente estaba endodonciado.

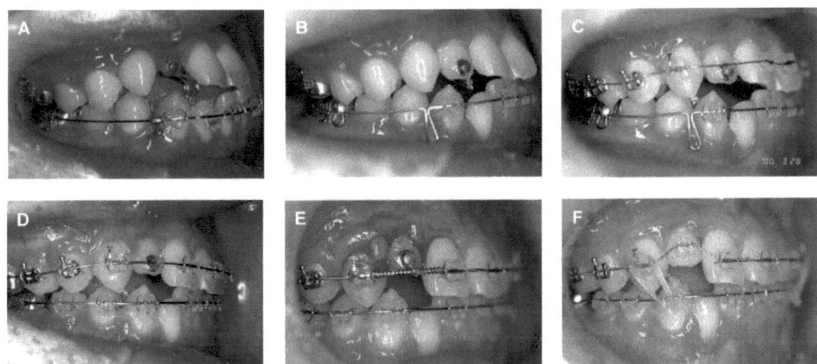

Imagen 18 [11]: Imágenes intraorales que muestran el progreso del tratamiento.

Caso 2

En el caso que aportaron Lin et al. [2] se trató a un paciente de 16 años que presentaba en su diagnostico ortodóntico una mordida abierta anterior con clase I dental y esquelética. La dismorfosis vertical se acrecentaba por un diente anquilosado, el 21 (Imagen 19).

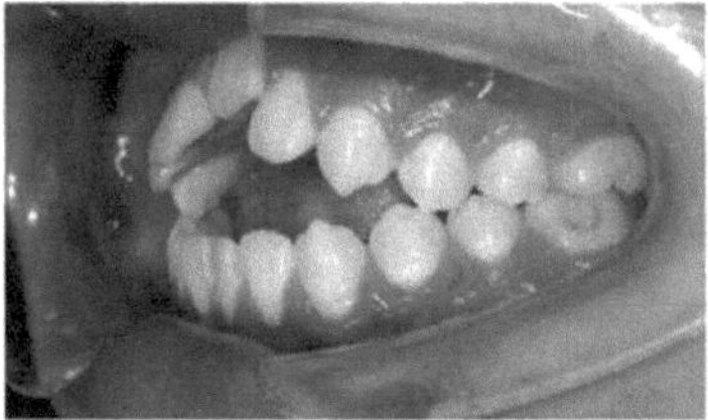
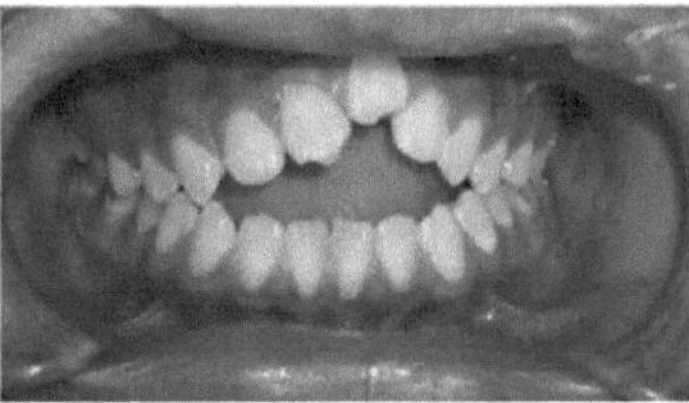

Imagen 19 [2]: Imágenes tomadas durante el diagnóstico. Situación pretratamiento.

El diagnostico de la anquilosis se hizo previamente a iniciar la ortodoncia. Por ello la primera fase consistió en el alineamiento de los dientes mandibulares. Una vez solucionado este paso la segunda fase alineó los maxilares para crear espacios entre raíces. Se hizo simultáneamente la tracción quirúrgica tras la luxación del 21. La tracción se hizo con elásticos del diente a una placa Hawley modificada (Imagen 20).

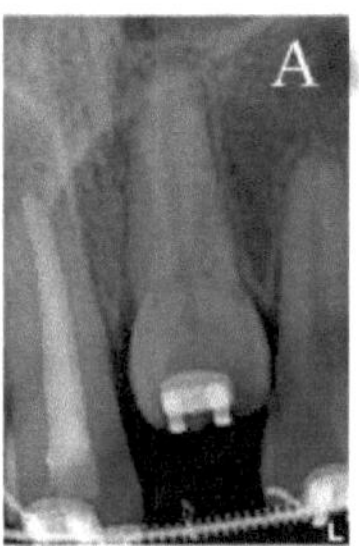

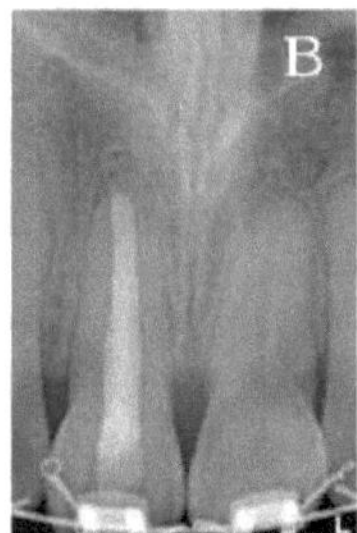

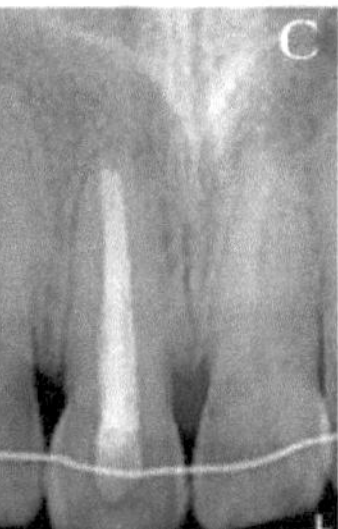

Imagen 20 [2]: secuencia de tratamiento: A) estado tras la subluxación, B) endodoncia y tracción, C) mantenimiento con la placa Hawley.

Como en muchos casos se ha indicado, el diente perdió la movilidad y se tuvo que realizar una luxación para recuperar el potencial de movimiento. El diente con el tiempos se reanquilosó pero se conservó la vitalidad.

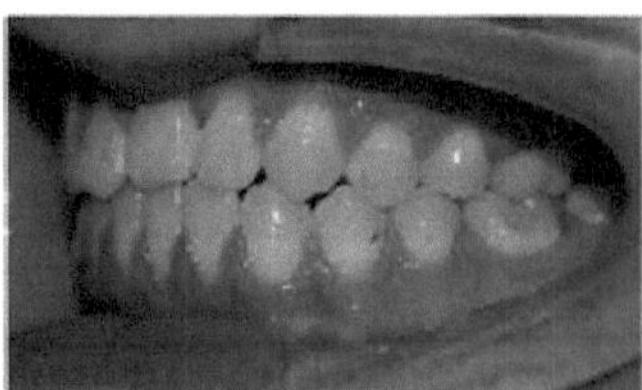
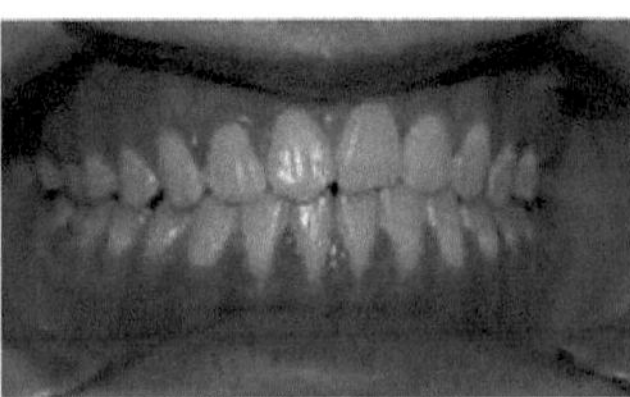

Imagen 21 [2]: Situación final

TRATAMIENTO EN ANQUILOSIS EN PACIENTES CON DENTICIÓN MIXTA.

Los tratamientos ortodónticos se pueden comenzar cuando la dentición aun es mixta, ya que una modalidad de la ortodoncia es la interceptiva, que frena lo corrige los problemas esqueléticos y dentoalveolares que se están produciendo, antes de que se agraven con la finalización del crecimiento.

Cuando el diente anquilosado es definitivo ya se ha establecido que la opción con un pronostico mas exacto y duradero es esperar a finalizar dicho tratamiento para tratar el diente.

En casos en los que la anquilosis es en un diente deciduo se puede realizar una estrategia que incluya la ortodoncia interceptiva en beneficio del tratamiento.

El caso de Guimaraes et al. [16] refirió la clínica de un paciente de paciente de 8 años con dentición mixta y clase II división 1º, con un resalte aumentado de 10,2 mm. La anquilosis se descubrió gracias a la ortopantomografía en el 85. El 84 se había perdido con anterioridad y el 85 se había mesializado impidiendo la erupción tanto del 45 como de 44 y provocando la erupción mesializada del primer molar, se agravó por tanto la clase II. El equipo planifico en el tratamiento aprovecha la anquilosis del 85 para anclarse y distalar el molar, tras conseguir esto con aparatología distaladora durante 7 meses, se exodoncia en diente deciduo y la erupción de los dientes permanentes fue espontanea. Se requirieron 3 meses mas para solucionar el resto de malposiciones dentales.

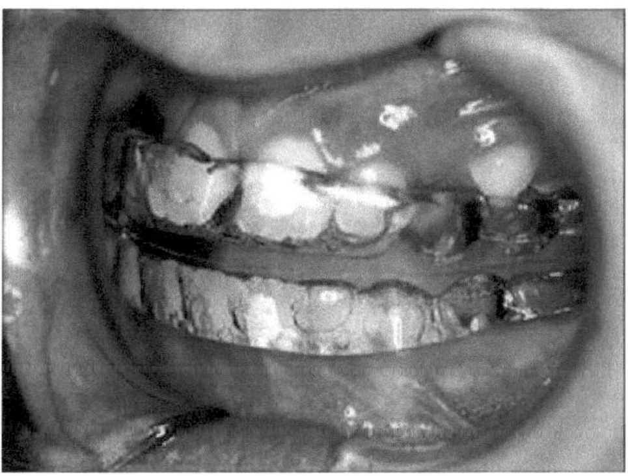

Imagen 22 [16]: Aparatología removible reemplazada según el crecimiento y empleada para guiar la erupción. Siempre se mantiene un punto fijo de anclaje, el diente anquilosado.

Con este caso se corrobora la importancia de la planificación en ortodoncia, ya que ante un diente deciduo anquilosado siempre se valora como primera opción la extracción pero en ocasiones es ventajoso mantenerlo.

TRATAMIENTOS ANTE AGENESIAS

Otro caso que sirve como ejemplo de el aprovechamiento de las anquilosis es el presentado por [17].

Una paciente de 13 años con agenesia de los segundos premolares derechos, tanto maxilar como mandibular, acude a la consulta para solucionar sus problemas ortodónticos. En la planificación se descubrieron las agenesias de los definitivo.

A la paciente, aprovechando que el 85 seguía en boca, se le propusieron las opciones terapéuticas que incluían que el diente deciduo permaneciese en boca o no. Finalmente ella decidió que se lo extrajeran y se cierren los espacios ya que esto le garantizaba no necesitar prótesis fija o implantes en un futuro.

El objetivo fue mesializar los molares y conseguir una clase II molar completa derecha. En el maxilar el 65 presentaba anquilosis, vitalidad y una buena relación corono-radicular por lo que se mantuvo en boca. Para la mandibula, como ya se ha dicho se quería extraer el deciduo. Antes de la exodoncia se valoraron las opciones y al ser tan grande la distancia, se optó por inducir la anquilosis del segundo molar temporal y usarlo como anclaje hasta que la mesialización fuera compatible con el cierre de espacios con un arco en T y bracket normales.

Se exodonció el molar temporal, modificando la corona con Slicing de manera que se asemejase a un premolar en forma y anchura mesiodistal, la raíz distal se eliminó por completo. La raíz mesial y la cámara pulpar se instrumentaron y se rellenaron de óxido zinc eugenol. Se esperó más de 60 minutos, se limpió y frotó la raíz para que perdiera las células del ligamento y se reimplantó. Se anquilosó en 10 semanas.

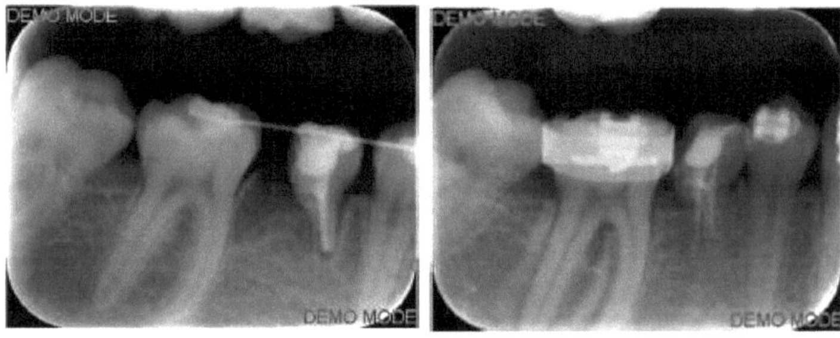

Imagen 23 [17]: Utilización del diente temporal para el mantenimiento del espacio.

Mientras se anquilosaba se colocó un mantenedor de espacio ya que quedaba espacio debido a la hemisección del diente. Las partes que quedaron dañadas se restauraron con composites de manera que el diente parecía un premolar.

Para un movimiento de mesialización tan grande se necesita un anclaje por eso se recurrió a la inducción de la anquilosis.

Ventajas de la anquilosis inducida.

- Tratamiento conservador
- Al conservar una de las raíces se mantiene el hueso
- Hay posibilidad de que el tratamiento con anquilosis sea duradero pero si el diente se exfolia se puede resolver el tratamiento con muchas opciones, prótesis fija o implantes.
- Depende de pacientes colaboradores porque requiere mucha higiene para que no haya inflamación de la encía.
- No requiere cirugías de colocación y retirada como los mini-implantes empleados para anclaje externo. Se hace en una cirugía única.

ASPECTOS CLAVE A TENER EN CUENTA

Se puede deducir como conclusiones más importantes tras ver todas las opciones terapéuticas que:

- La clave para un buen tratamiento con ortodoncia son el diagnostico y la planificación, en todos los casos. En los pacientes con dientes anquilosados se pueden evitar fallos en la planificación si se conoce el protocolo para realizar una buena anamnesis y un buen diagnóstico diferencial [1].

- Las pruebas diagnosticas siempre se realizaran de manera que se conserve la seguridad del paciente. Es un fallo descubrir que un diente esta anquilosado al colocar la ortodoncia y no obtener respuesta a las fuerzas aplicadas. Siempre se harán las pruebas de la más inocua a la más agresiva [1].
- Es muy importante el diagnóstico temprano de la anquilosis para poder evitar que las consecuencias se vean agravadas. Si el paciente por sus factores locales o sistémicos, tiene posibilidad de poder desarrollar una anquilosis se debe hacer un seguimiento para descartar o confirmar el diagnostico cuanto antes [1,4].

- La importancia del diagnostico y la planificación para la ortodoncia se basa en que hay que calcular el espacio para dejar los huecos pertinentes que acaben restaurando la posición de los dientes en la arcada. El objetivo será buscar la función y combinarla con la estética pero los movimientos deben ser planificados y realistas. En cualquier tratamiento puede surgir complicaciones o la respuesta puede ser inferior a las expectativas esperadas, la clave es contemplar esta posibilidad y estar preparados para poner solución [1,4].

- Se tendrá en cuenta que, como cualquier tratamiento, la ortodoncia también conlleva unos riesgos y por tanto deben quedar bien explicados al paciente. En el caso de las técnicas que van combinadas con cirugía los riesgos más recurrentes son: la reabsorción radicular ante fuerzas agresivas en poco tiempo y la pérdida de vitalidad del diente. El consentimiento informado debe detallar bien los procesos, al igual que el profesional cuenta con los riesgos el paciente debe estar al tanto [3,11,13].

- Siempre se recomienda seguir las fases y los tiempos preestablecidos por otros profesionales que han tenido éxito en sus tratamientos para lograr los objetivos y si se pretende llegar a dicho propósito de otra manera esta debe esta basada en la evidencia científica. Se debe poder justificar la toma de decisiones con el fin de poder prever posibles complicaciones [8].

BIBLIOGRAFÍA

1. De Souza RF, Travess H, Newton T, Marchesan M. Interventions for treating traumatised ankylosed permanent front teeth (Review). Cochrane Database Syst Rev. 2015;CD007820(12).

2. Lin F, Sun H, Yao L, Chen Q, Ni Z. Orthodontic treatment of severe anterior open bite and alveolar bone defect complicated by an ankylosed maxillary central incisor: a case report. Head Face Med. 2014 Nov;10:47–54.

3. Medeiros PJ, Bezerra AR. Treatment of an ankylosed central incisor by single-tooth dento-osseous osteotomy. Am J Orthod Dentofac Orthop [Internet]. 1997 Nov 1;112(5):496–501. Available from: https://doi.org/10.1016/S0889-5406(97)70076-3

4. Campbell KM, Casas MJ, Kenny DJ. Ankylosis of Traumatized Permanent Incisors : Pathogenesis and Current Approaches to. J Can Dent Assoc. 2005;71(10):763–8.

5. Tocolini DG, Silva P de O, Grabowski IJ, Carelli J, Morais ND, Correr GM, et al. Orthodontic Treatment of Ankylosed Maxillary Incisor through Osteogenic Distraction and Simplified Biomechanics. Vol. 2019, Case reports in dentistry. Egypt; 2019. p. 8152793.

6. Singh N, Bagga D, Tripathi T, Gupta P, Singh R. Orthodontic Management of Impacted Teeth : An Overview. Indian J Orthod Dentofac Res. 2017;3(2):59–63.

7. Hanisch M, Hanisch L, Kleinheinz J, Jung S. Primary failure of eruption (PFE): a systematic review. Head Face Med. 2018 Mar;14(1):5.

8. Kofod T, Würtz V, Melsen B. Treatment of an ankylosed central incisor by single tooth dento-osseous osteotomy and a simple distraction device. Am J Orthod Dentofacial Orthop. 2005 Feb 1;127:72–80.

9. Ohkubo K, Susami T, Mori Y, Nagahama K, Takahashi N, Saijo H, et al. Treatment of ankylosed maxillary central incisors by single-tooth dento-osseous osteotomy and alveolar bone distraction. Oral Surg Oral Med Oral Pathol Oral Radiol Endod. 2011 May;111(5):561–7.

10. Chang H-Y, Chang Y-L, Chen H-L. Treatment of a severely ankylosed central incisor and a missing lateral incisor by distraction osteogenesis and orthodontic treatment. Am J Orthod Dentofac Orthop Off Publ Am Assoc Orthod its Const Soc Am Board Orthod. 2010 Dec;138(6):829–38.

11. Takahashi T, Takagi T, Moriyama K. Orthodontic treatment of a traumatically intruded tooth with ankylosis by traction after surgical luxation. Am J Orthod Dentofacial Orthop. 2005 Mar 1;127:233–41.

12. Kinzinger GSM, Jänicke S, Riediger D, Diedrich PR. Orthodontic fine adjustment after vertical callus distraction of an ankylosed incisor using the floating bone concept. Am J Orthod Dentofac Orthop Off Publ Am Assoc Orthod its Const Soc Am Board Orthod. 2003 Nov;124(5):582–90.

13. Kumar N, Prashantha G, Raikar S, Ranganath K, Mathew S, Nambiar S. Dento-Alveolar Distraction Osteogenesis for rapid Orthodontic Canine Retraction. J Int oral Heal JIOH. 2013 Dec;5(6):31–41.

14. Wilmes B, Drescher D. Vertical Periodontal Ligament Distraction – a New Method for Aligning Ankylosed and Displaced Canines Die vertikale desmodontale Distraktion – eine neue Methode zur Einordnung ankylosierter und verlagerter Eckzähne. J Orofac Orthop. 2009;70(3):213–23.

15. Isaacson RJ, Strauss RA, Bridges-Poquis A, Peluso AR, Lindauer SJ. Moving an ankylosed central incisor using orthodontics, surgery and distraction osteogenesis. Angle Orthod. 2001 Oct;71(5):411–8.

16. Guimaraes CH, Henriques JFC, Janson G, Moura WS. Stability of interceptive/corrective orthodontic treatment for tooth ankylosis and Class II mandibular deficiency: A case report with 10 years follow-up. Indian J Dent Res. 2015;26(3):315–9.

17. Angelopoulou M V, Koletsi D, Vadiakas G, Halazonetis DJ. Induced ankylosis of a primary molar for skeletal anchorage in the mandible as alternative to mini-implants. Prog Orthod [Internet]. 2015;16(18):7. Available from: http://dx.doi.org/10.1186/s40510-015-0090-0

CAPÍTULO 5. DECORONACIÓN COMO TRATAMIENTO DE LA ANQUILOSIS

Autores: López Pérez L, González González A

La preservación de la raíz dental permite que la cresta ósea se mantenga con una mayor integridad que si no existe la presencia de esta [1]. Es importante que el nivel de hueso se mantenga, ya que una mayor pérdida ósea dificulta el restablecimiento posterior de la estética y de la función estomatognática, con secuelas derivadas de la pérdida de volumen vertical y/u horizontal del proceso alveolar [1]. La reparación de dichos defectos conlleva largos procedimientos quirúrgicos con complejas técnicas de regeneración de tejidos, tanto duros como blandos, sin las garantías plenas de reemplazo total de las estructuras perdidas. Todo esto, además, implica una alta morbilidad para el paciente [2].

Fruto de traumatismos, la complicación más frecuente que surge, es la reabsorción de la raíz, asociada con la anquilosis y el reemplazo continuo de la raíz perdida por el hueso [3].

Tradicionalmente, el tratamiento más aceptado en todos estos casos, resultaba la exodoncia del diente dañado, ya que no se consideraba viable su mantenimiento, lo que derivaba en una serie de problemas fisiológicos y anatómicos [4,5].

Ya en la década de 1970, se demostró experimentalmente que se puede formar hueso marginal nuevo sobre la superficie coronal de las raíces sumergidas cubiertas con un colgajo mucoperióstico. Además, no se apreciaron problemas inflamatorios periapicales ni signos de lesiones en dichas raíces [6]. Con estas premisas, que impedían la reabsorción ósea como consecuencia de la pérdida dental, y con el objetivo de evitar defectos estéticos y mantener el hueso, se propuso el tratamiento de la decoronación. Este tratamiento fue introducido por la doctora Barbro Malmgren en 1984. Esta odontopediatra sueca describió esta técnica como la eliminación de la corona dental por debajo del límite amelocementario, dejando la raíz anquilosada dentro del hueso a la espera de la reabsorción y cubierta de tejido mucoso [7,8] Llegó a la conclusión de que este proceso es válido para conseguir los efectos deseados en la preservación alveolar [3]. Asimismo, estas deformidades óseas interfieren en tratamientos posteriores más complicados, limitando los tratamientos que se podrán realizar [5].

Desde entonces, este concepto ha variado, modelando las técnicas y obteniendo más información con respecto a los efectos adversos y complicaciones, así como los resultados obtenidos tras la realización de esta técnica.

Ventajas

Tras años de investigación clínica, son múltiples los autores que han realizado estudios sobre la decoronación, de tal modo que se encuentra respaldada por la literatura como una técnica candidata a ser realizada con cotidianeidad en clínica. siendo el *gold standard* en el tratamiento de dientes anquilosados de niños y adolescentes. La justificación para realizarla se puede describir desde diferentes puntos:

- En un origen, atendiendo a la filogenia de la especie humana, los dientes estaban en unión íntima con el hueso pero, debido a la evolución de la especie, apareció el ligamento periodontal. Su objetivo era el de mejorar la eficiencia del aparato estomatognático. Por tanto, se ha de pensar que la ausencia del mismo, pese a considerarse un estado patológico actualmente, fue compatible con la funcionalidad durante siglos [1].

- La reabsorción de la raíz posterior a la decoronación proporciona un ambiente cuyo pH es neutro o ligeramente básico. Dicho grado de basicidad impide la formación de pus fruto de la interacción entre las bacterias estafilocócicas y estreptocócicas con los leucocitos [1].

- Permite que el ancho de la cresta alveolar (tablas vestibular/bucal y palatina/lingual) se mantenga y aparezca una aposición ósea vertical en la parte superior de la raíz decorada. De este modo, se logra mantener el nivel óseo, incluso durante años, y se evitan defectos estéticos que puedan repercutir psicológicamente en los niños [4,7].

- La decoronación es compatible con una prótesis parcial para restituir la corona perdida, por lo que se pueden evitar los defectos estéticos y malestar transitorios que pueden derivar de la ausencia dental. Asimismo, esto permite mantener la armonía del arco dental [7].

- Es una técnica con escasos efectos traumáticos frente a alternativas como la extracción radicular, por lo que se evitan complicaciones y morbilidad sentida derivadas de la cirugía [9,10].

- Los efectos psicológicos y sociales se han descrito como buenos y beneficiosos en el niño, al lograr un tratamiento carente de una complejidad excesiva, con unos resultados favorables si se realiza el abordaje adecuado [5].

- Es un tratamiento muy predecible si se eliminan por completo el esmalte y la pulpa [9].

Desventajas

- Como cualquier técnica quirúrgica, requiere de gran manejo y destreza en niños pequeños, ya que puede producir ansiedad [11–13]

- Será necesario un reemplazo "temporal" a largo plazo del diente perdido [11–13].

- Si el diente se sometió a anquilosis a una edad muy temprana, lo más probable es que se reabsorba por completo años antes de su rehabilitación [11].

Procedimiento técnico del tratamiento

La decoronación se trata de una técnica que requiere un abordaje interdisciplinar. Esto quiere decir que la colaboración entre diferentes profesionales es imprescindible para la obtención de un resultado óptimo. Las áreas de las cuales se requieren conocimientos son la odontopediatría, endodoncia, ortodoncia y prostodoncia [7].

Debido a esto, la fase más importante del tratamiento es el diagnóstico y la planificación, de modo que el abordaje interdisciplinar ha de hacerse perfectamente coordinado para lograr el completo éxito [5].

La IADT o Asociación Internacional de Traumatología Dental, establece un protocolo de observación. Mediante el monitoreo radiográfico y la exploración clínica, se ha de observar ausencia de movimientos y signos compatibles con la anquilosis, de tal modo que, se intervenga cuando las condiciones sean las adecuadas. Según la IADT, antes de iniciar cualquier tratamiento se esperarán 2 semanas para una posible reerupción espontánea [4].

Las condiciones óptimas para abordar un caso de un paciente candidato a decoronación, según la doctora Malmgren, se dan en la fase de dentición mixta temprana, entre los siete y los diez años, dos años posteriores al diagnóstico y previo al crecimiento exponencial puberal. Esto se debe a que antes de los diez años y antes del pico de máximo crecimiento puberal es cuando más riesgo de infraoclusión existe. Si sucede entre los diez y doce años, en la dentición mixta tardía, existe el riesgo de que, si llega al pico de máximo crecimiento puberal, se desarrolle la infraoclusión muy rápidamente, por lo que requiere de revisión continua para atender el problema tan pronto sea detectado. Si supera los doce años y está en etapa de dentición permanente temprana, puede no ser necesaria la decoronación pero, es importante vigilar que no alteren la posición de los dientes adyacentes o se produzca una infraoclusión moderada [8,14].

Cirugía para la decoronación

El primer paso consiste en el levantamiento de un colgajo a espesor total o mucoperióstico en el lugar del diente anquilosado previa anestesia local [3,4]. Nos hemos de asegurar que el colgajo ha sido bien diseñado, permitiendo una visión adecuada del área y permitiendo la correcta irrigación del mismo para una adecuada cicatrización [3].

Ya levantado el colgajo y expuesto el diente a tratar, se procede a la odontosección de la corona, por debajo del límite amelocementario. La separación se hará con turbina, con fresa de diamante e irrigación salina para evitar sobrecalentamiento y conseguir un corte más efectivo [3,4]. Asimismo, es muy importante no dejar residuos de esmalte en la raíz, ya que estos no se reabsorberían [4].

A continuación, mediante el uso de limas endodónticas K, se ha de eliminar la pulpa dental o relleno endodóntico. Se ha de irrigar con solución salina, permitiendo que el conducto sangre y se llene con su propia sangre. Esto es fundamental para la correcta cicatrización de la herida [3]. Si no hay sangrado debe estimularse mediante el uso de limas [4].

Para finalizar, se sutura mediante puntos simples la mucosa vestibular y lingual sobre el alveolo, quedando un coágulo entre ambos colgajos. Es importante no realizar incisiones en el periostio con el fin de alargar los colgajos y cubrir el alveolo ya que esto comprometería los resultados [3].

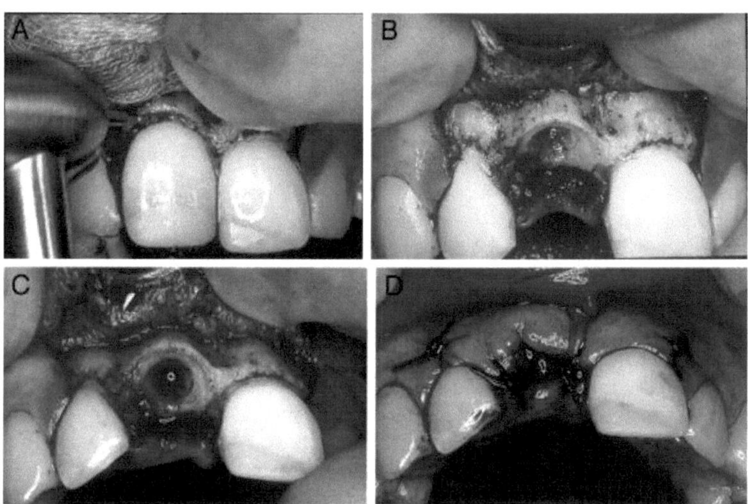

Imagen 1. Extraída del estudio realizado por Barbro Malmgren en 2013 [3]. Se aprecia como la corona es seccionada con una fresa de diamante por debajo del límite amelocementario previo levantamiento del colgajo (A), para eliminar el contenido del canal radicular con una lima (B), estimulando el sangrado (C). Finalmente se cubre con el colgajo mucoperióstico (D).

Soluciones protésicas

El abordaje protésico ha de hacerse al inicio del tratamiento, junto con la planificación quirúrgica, de modo que se prevean las necesidades del paciente, también atendiendo a su demanda de estética. Asimismo, se tomarán los registros y las medidas pertinentes para el caso. Posteriormente, tras la decoronación del diente, se realizará dicha rehabilitación.

Se tendrán en cuenta aspectos como la edad del paciente, los hábitos de higiene bucal y la posición dental. La situación del arco de los dientes vecinos también es un factor dominante. Por lo tanto, un equipo interdisciplinario debe participar en el tratamiento integral para determinar la restauración provisional más adecuada [5].

Dado que, el tiempo entre la reabsorción radicular es largo, se requieren dispositivos protéticos que cumplan los requisitos estéticos a la vez que mantenga las adecuadas relaciones inter e intraarcada. Por ello, las características que se demandan son coste razonable y larga duración, algo que depende no solo de la elaboración de la prótesis, sino de su mantenimiento por parte del paciente [5,7].

El dispositivo más utilizado es el Flipper o aletas. Se trata de un dispositivo acrílico ligero, acomodado sobre mucosa y retenido mediante alambre a los dientes naturales [7]. Es importante tener en cuenta las desventajas que este dispositivo supone a nivel de comodidad, ya que el hecho de que sea removible hace que sea una opción menos elegida por los pacientes por razones de tipo social y psicológica [5]. Otro aspecto a tener en cuenta es la difícil retención que otorga si el paciente se encuentra en dentición mixta, además de poder interferir en ella [14].

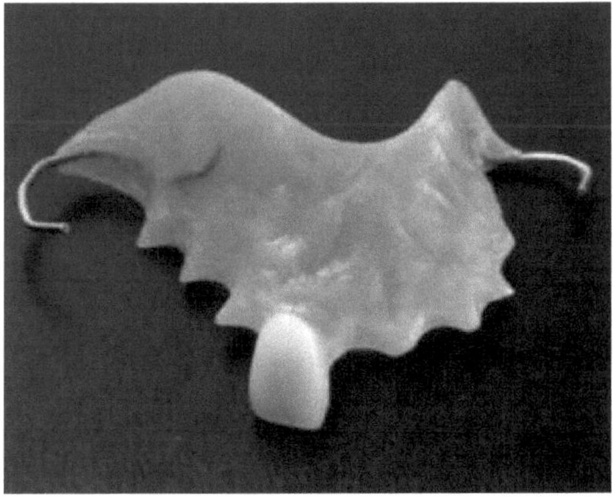

Imagen 2. Flipper dental. Imagen obtenida de la página web de Old Hook Dental ®
[15].

El puente Maryland consiste en la colocación de una corona con dos extensiones que se adhieren a la cara palatina o lingual de los dientes adyacentes al diente ausente. Un requisito con el que debemos contar es con la continuidad de la arcada, es decir, que el paciente presente los dientes adyacentes para poder realizar la prótesis [5,7].

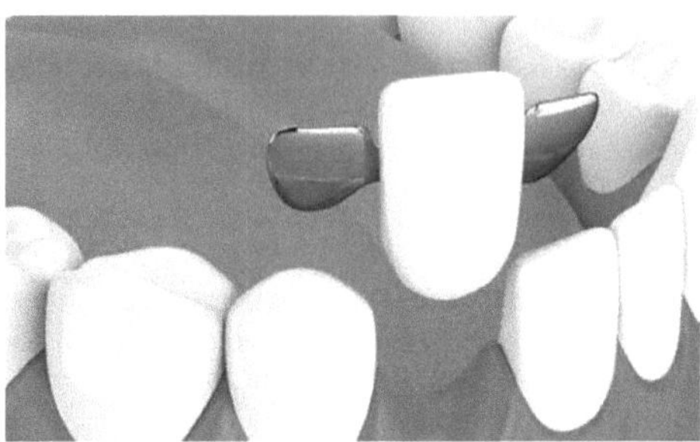

Imagen 3. Puente Maryland. Imagen obtenida de la página web de Clínica Ferrus Bratos ® [16]

Otra terapia alternativa durante la dentición mixta puede ser arco lingual soldado a bandas en los segundos molares primarios, con un diente protésico fijado al arco. Es preferible utilizar bandas en los segundos molares primarios para evitar interferencias con la erupción molar permanente [14].

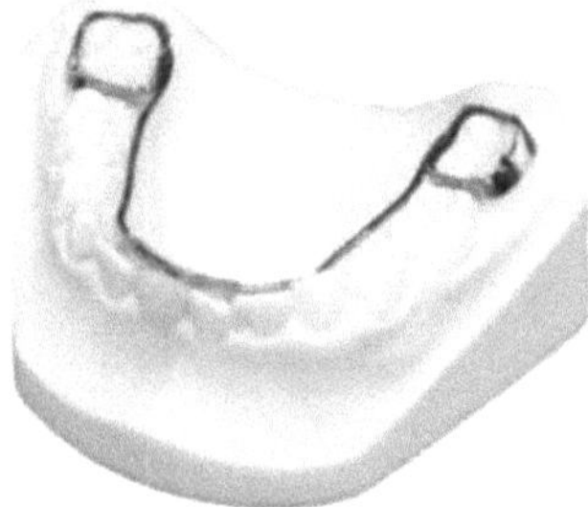

Imagen 4. Arco lingual sujeto con bandas a molares. Imagen obtenida de la página web de Clínica San Magno ® [17]

Pronóstico

El pronóstico de este tratamiento es bueno, pero no del mismo modo en todos los pacientes. Aquellos pacientes que han sido tratados antes o durante el crecimiento puberal, tienen una mayor tasa de crecimiento óseo y, por tanto, mejores resultados. Pese a ello se han registrado aumentos óseos en pacientes cuyo pico de máximo crecimiento puberal había pasado. Por tanto, y como se ha mencionado anteriormente, la edad donde hay mayor tasa de éxito está en torno a los siete a diez años [3].

Cabe destacar la predictibilidad de la que goza la decoronación de un diente anquilosado, ya que es raro que se produzcan complicaciones después, permitiendo que la raíz decorada se reabsorbe gradualmente [13,18].

BIBLIOGRAFÍA

1. Consolaro A, Ribeiro Júnior PD, Cardoso MA, Miranda DAO, Salfatis M. Decoronation followed by dental implants placement: Fundamentals, applications and explanations. Dental Press J Orthod [Internet]. 2018;23(1):24-36. Disponible en: 10.1590/2177-6709.23.1.024-036.oin

2. Tieu LD, Walker SL, Major MP, Flores-Mir C. Management of ankylosed primary molars with premolar successors. J Am Dent Assoc [Internet]. junio de 2013;144(6):602-11. Disponible en: 10.14219/jada.archive.2013.0171

3. Malmgren B. Ridge preservation/decoronation. J Endod [Internet]. 2013;39(3):S67-72. Disponible en: 10.1016/j.joen.2012.11.056

4. Sala M, Mendoza-Mendoza A, Yañez-Vico R-M. Decoronation: An Alternative Treatment for Replacement Root Resorption. Case Rep Dent [Internet]. 2017;2017:1-7. Disponible en: 10.1155/2017/2826948

5. Einy S, Kridin K, Kaufman AY, Cohenca N. Immediate post-operative rehabilitation after decoronation. A systematic review. Dent Traumatol [Internet]. 2020;36(2):141-50. Disponible en: 10.1111/edt.12513

6. Lin S, Schwarz-Arad D, Ashkenazi M. Alveolar bone width preservation after decoronation of ankylosed anterior incisors. J Endod [Internet]. 2013;39(12):1542-4. Disponible en: 10.1016/j.joen.2013.08.003

7. Einy S, Kaufman AY, Yoshpe M, Philosoph N, Aizenbud D, Lin S. Decoronation of an ankylosed tooth: Postoperative restoration by means of an intermediate fixed orthodontic laboratory device. Quintessence Int (Berl) [Internet]. 2018;49(3):239-44. Disponible en: 10.3290/j.qi.a39744

8. Malmgren B, Cvek M, Lundberg M, Frykholm A. Surgical treatment of ankylosed and infrapositioned reimplanted incisors in adolescents. Eur J Oral Sci [Internet]. 1984;92(5):391-9. Disponible en: 10.1111/j.1600-0722.1984.tb00907.x

9. Siddiqui MM, Patel M, Shahdad S. Spontaneous alveolar bone growth in ankylosed, infraoccluded teeth in adolescents after elective decoronation - A clinical case series. Dent Update [Internet]. 2016;43(3):206-10. Disponible en: 10.12968/denu.2016.43.3.206

10. Clark D, Levin L. In the dental implant era, why do we still bother saving teeth? Dent Traumatol [Internet]. 2019;35(6):368-75. Disponible en: 10.1111/edt.12492

11. Sigurdsson A. Decoronation as an Approach to Treat Ankylosis in Growing Children. Pediatr Dent. 2018;31(2):123-8.

12. Sapir S, Kalter A, Sapir MR. Decoronation of an ankylosed permanent incisor: Alveolar ridge preservation and rehabilitation by an implant supported porcelain crown. Dent Traumatol [Internet]. 2009;25(3):346-9. Disponible en: 10.1111/j.1600-9657.2009.00788.x

13. Sapir S, Shapira J. Decoronation for the management of an ankylosed young permanent tooth. Dent Traumatol [Internet]. 2008;24(1):131-5. Disponible en: 10.1111/j.1600-9657.2006.00506.x

14. Malmgren B. Decoronation: how, why, and when? J Calif Dent Assoc [Internet]. 2000;28(11):846-54. Disponible en: https://www.ncbi.nlm.nih.gov/pubmed/11811233

15. Old Hook Dental. Dental flipper [Internet]. 2017 [citado 2 de junio de 2020]. Disponible en: http://www.oldhookdental.com/dentures/attachment/flipper

16. Ferrús J. Puentes dentales: ¿son mejores que los implantes? [Internet]. 2018 [citado 2 de junio de 2020]. Disponible en: https://www.clinicaferrusbratos.com/puentes-dentales/tipos-de-puentes/

17. Velez S. Mantenedores de espacio [Internet]. 2020 [citado 2 de junio de 2020]. Disponible en: http://clinicasanmagno.com/especialidades/odontopediatria/mantenedores-de-espacio/

18. Filippi A, Pohl Y, Von Arx T. Decoronation of an ankylosed tooth for preservation of alveolar bone prior to implant placement. Dent Traumatol [Internet]. 2001;17(2):93-5. Disponible en: 10.1034/j.1600-9657.2001.017002093.x

Índice

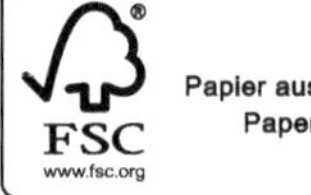

MIX
Papier aus verantwortungsvollen Quellen
Paper from responsible sources
FSC® C105338

Printed by Books on Demand GmbH, Norderstedt / Germany